BIODINAMICA DELL'OSTEOPATIA

Pediatria Due

Seconda edizione

James Jealous, D.O.

Per ulteriori informazioni sul Dr. Jealous, si prega di consultare:
https://BiodynamicsOfOsteopathy.com

BIODINAMICA DELL'OSTEOPATIA Pediatria Due

ISBN: 979-8-2561-9246-4

Questa è la traduzione del libro originale in inglese. Nonostante siano stati compiuti tutti gli sforzi ragionevoli per fornire una traduzione accurata, non è garantita. I lettori potrebbero dover fare riferimento al libro originale in inglese per qualsiasi informazione critica.

Prima edizione 2025
Seconda edizione 2026

James Jealous, D.O. (1943–2021) ha esercitato la professione di medico osteopata, insegnante e autore per molti anni. Ha dedicato la sua vita alla fondazione e allo sviluppo della metodologia specifica della **Biodinamica dell'Osteopatia**, seguendo gli insegnamenti del Dr. A. T. Still e del Dr. W. G. Sutherland.

Questo è uno dei volumi della serie "Biodinamica dell'osteopatia". Questi manuali sono nati organicamente da una serie di dispense scritte dal dottor Jealous e fornite agli studenti durante i corsi da lui tenuti e da quelli dei suoi insegnanti. Dopo molti anni, ha raccolto le dispense e creato dei manuali di corso individuali, ampliandoli e riscriverli più volte. Dopo ulteriori anni, si sono evoluti ulteriormente fino a diventare dei libri.

INDICE

L'OSTEOPATIA È UN SERVIZIO

Usiamo le nostre mani...

Per trattare il paziente nella sua interezza.

Per ascoltare i movimenti interiori della vita.

Per trattare tutti i livelli di malattia.

Per assistere nella costruzione della riserva funzionale del paziente.

Per supportare l'omeostasi e la troficità, bilanciando l'attività del sistema nervoso autonomo.

Per esplorare "leggi non formulate da mani umane" (Dott. Still e Dott. Sutherland).

Per cooperare e comunicare con le Leggi della Natura (Dott. Wales).

"Per trovare la salute" (Dott. Still).

Per arrivare al piano di trattamento.

Per arrivare alla diagnosi.

Per aiutare a stabilire un punto di riposo o neutro attorno al quale l'intero possa trovare equilibrio.

Per trovare la causa.

Crediamo...

Abbiamo una capacità innata di guarire.

Il paziente funziona come un tutto.

Il sistema nervoso autonomo gioca un ruolo fondamentale nella malattia e nella guarigione. Struttura e funzione sono una forma di attività.

Il Divino è presente.

La vita va oltre la morte.

C'è un movimento costante verso la normalità.

Siamo qui per servire l'umanità.

La **Normalità** è ...

"Un senso di pace e armonia" (Dott. Sutherland).

Facilità di movimento senza tensione.

Capacità di neutralità.

Senso di totalità nella vita.

Capacità di adattamento e cambiamento senza compensazione.

"L'abilità è proporzionale alla propria comprensione della normalità." (Dr. Still)

"L'eternità è un bambino che gioca..." –

Eraclito

IMMAGINI DELLA SALUTE DA STILL E SUTHERLAND

"I bambini sono trasparenti alla Salute"
Queste parole sono fondamentali per il trattamento dei bambini nel Metodo Biodinamico.

Certamente il Dr. Still ha posto una verità molto profonda quando ha detto: "Trova la Salute; chiunque può trovare la malattia." ... Cosa significa questo? ... Com'è vivere la Salute in se stessi e negli altri ... Qualcuno l'ha descritto?

Dott. Still e Sutherland descrivono entrambi un'esperienza della Salute.

A ottantasei anni, il Dr. Still disse: "Amo i miei pazienti. Vedo Dio nei loro volti e nella loro forma."

Queste parole non sono timide. Il Dr. Still era diretto. Non stava guardando le lesioni. Come è arrivato a questa "abilità"? Non lo so.

Posso riferire su come questo sia accaduto per me e per migliaia di altri osteopati—praticanti che vedono la Salute, il Divino e il movimento della vita nei loro pazienti.

La mia introduzione a questo approccio è stata personale, dal Dr. Rollin Becker, e nella sua conferenza commemorativa di Sutherland del 1965 riguardo al fulcro spirituale, afferma: "La Divinità ci centra." Questo si riferisce al Divino che ci centra ... non siamo noi a centrarci. Questa consapevolezza è comune nelle pratiche contemplative che apprezzano la nostra povertà interiore. "È per grazia di Dio che possiamo percepire il lavoro invisibile dello Spirito." C'è una consapevolezza distinta quando questo accade a noi. Siamo trasformati in pochi secondi dal nostro contenuto a essere un effetto di un'altra presenza profondamente amorevole. Il nostro sforzo deve essere cessato affinché possiamo vedere il momento dell'impianto e un cambiamento totale dell'essere.

Era chiaro che l'intelligenza umana ha gravi limiti senza l'intercessione di una mente superiore.

Per testimoniare la salute in un'altra persona, i propri sensi devono essere trasmutati dalla Salute stessa, toccando il proprio essere quando si è Neutri. Questo mi è stato chiarito da Rollin Becker, quando un giorno mi guardò e disse: "Non iniziare il tuo trattamento finché la volontà del paziente non si arrende alla volontà della Respirazione Primaria." Fu molto diretto e concreto mentre lo diceva. Rimasi scioccato. Lui aveva preso il punto finale del trattamento come lo intendevo e lo aveva fatto diventare l'inizio. Dopo molti anni, la sua guida divenne chiara e profonda.

Il trattamento inizia quando c'è un Neutro sostenuto nel Totale. I bambini hanno questo per la maggior parte del tempo. Anche i bambini malati sono trasparenti alla Salute. Questa trasparenza è un tipo speciale di Neutro che è persistente nei bambini, nonostante la loro malattia. I bambini non perdono la loro capacità di amare, anche quando sono gravemente malati. Gli adulti, come sapete, cambiano il loro umore con il loro senso di benessere. Scoprirai che anche i bambini molto malati ti centrano. Trasmettono il flusso del Divino. Quando siamo in un Neutro saturo di Terzo Livello di Quietudine, diventiamo ricettivi in un modo unico. Siamo Neutri, aspettando serenamente che la Marea entri nel momento e sveli ai sensi il mondo invisibile della Salute. Questo è il "divinità che ci centra," creando un nuovo livello di consapevolezza. Lavorando con i bambini, poiché sono profondamente permeati dal Divino e dalla Salute incarnata, la loro semplice presenza è sufficiente per "centrarci" e portare i nostri sensi a "vedere" la Salute ... se ... siamo Neutri e al "Luogo di incontro," cioè, il Terzo Livello di Quietudine.

Questo richiede una consapevolezza interiore dei molti modi in cui possiamo ingannare noi stessi.

I nostri sensi operano dalla mente egocentrica della nostra immagine di noi stessi. Cosa significa questo? Le sinapsi nel nostro cervello si sviluppano attorno agli scambi familiari e culturali. Da bambini e giovani adulti, abbiamo molte proiezioni su di noi. Da queste trilioni di sinapsi, formiamo un centro sintetico ... uno che abbiamo creato dal mondo intorno a noi, non quello che è in noi fin dall'inizio della vita.

Molti di noi stanno lavorando per 'trovare la nostra salute e scoprire noi stessi' come eravamo stati originariamente creati. Vale a dire, 'Vedere il volto e la forma di Dio in noi stessi e negli altri', come affermava il Dr. Still.

I nostri sensi, e noi stessi, sono attaccati all'ego, e così vediamo gli altri come proiezioni delle nostre stesse classificazioni, non come esseri trasparenti, che riflettono l'immagine divina della Salute. Tutti noi stiamo facendo questo. Questa comprensione ci aiuta a capire la neutralità e a fare una scelta per permettere a 'Deità di centrarci' ...

I bambini faranno questo per noi ... se li incontriamo al Luogo di incontro. La trasparenza di un bambino alla Salute permette alla Salute di emergere nel mondo, e coloro che sono in grado risponderanno essendo "centrati dal bambino" ... allora siamo in grado di vedere la Salute negli altri.

Si vede il mondo come trasparente e Intero. La sensazione che abbiamo di un bambino è che sia "vuoto" e trasparente al movimento della creazione. Vediamo un amore trascendente entrare attraverso di loro, "creando/guarendo" lo sviluppo cellulare del bambino.

Questa apprezzamento di una consapevolezza semplice e chiara della creazione fa parte dell'eredità che riceviamo dai dottori Still e Sutherland. Rivediamo i loro insegnamenti.

Dr. Still si riferisce a "mente, movimento, materia."

Dr. Still disse che queste leggi non sono "create da mani umane."

La mente di cui parla è l'Intelligenza Suprema del Mistero Divino. Questo Mistero anima come il Respiro della Vita (cioè, movimento) che si incarna come il mondo materiale (materia). Così abbiamo lo

Spirito, che si muove nella creazione, e dispiega il progetto della vita. Possiamo vedere questo se siamo "centrati dalla Marea." Quando siamo centrati possiamo vedere mente, movimento e creazione come una singolarità del movimento della vita come un Intero.

La sensazione dell'eternità che entra nel tempo è bellezza. Sutherland e altri seguono la guida di Still.

Nella prima edizione di Magoun's *Osteopatia nel Campo Craniale,* Sutherland riporta sia la sua visione che quella di Still della Salute, "una Totalità trasparente senza sistemi o parti." Ricorda, questo non è filosofia ma il resoconto di un'attività percettiva diretta.

"...Il movimento deve essere guidato da un Essere Supremo, fino alla singola cellula, altrimenti ci sarebbe caos e morte." (A. T. Still)

Sutherland poi cita Still ulteriormente:

"Il Dr. Still comprendeva il liquido cerebrospinale come l'elemento più elevato conosciuto nel corpo umano; egli immagina questo fluido come un intermediario nel movimento dell'intelligenza divina ... un incanalamento della creazione in segmenti embrionali e irrigandoli con la vita ... dando forma e funzione, ordine e intelligenza alla nostra esistenza. Tutta la vita si manifesta nel suo movimento" (vedi pagina 15, paragrafi 1 e 2).

Questo è ciò che vediamo quando ci risvegliamo alla Salute...

In *Contributi del Pensiero,* Sutherland affronta nuovamente un'immagine semplice della Totalità (vedi 12 aprile 1948).

Qui Sutherland descrive la sensazione del fluido cerebrospinale e del Respiro della Vita (il movimento dell'Intelligenza Suprema) ... sentendo la scintilla di vita che accende la potenza. Una funzione infallibile, predominante e superiore che chiamava Respirazione Primaria.

Vede un interscambio dinamico (Becker) tra creazione e creato ... Queste impressioni giunsero a Sutherland solo dopo che smise di usare la forza!

Più tardi nella vita, il Dr. Sutherland chiese a sua moglie di dipingere un quadro della Respirazione Primaria come lui la sperimentava. Ancora una volta, appare un'altra immagine che imita quelle di cui abbiamo appena discusso. Il dipinto si chiama "Una Casa Sotto il Mare."

Questo dipinto è stato perso in dispute politiche, ma la storia mi è stata raccontata da tre dei miei mentori, Ruby Day, Anne Wales e John Harakal. Recentemente, uno storico mi ha detto che la casa nel dipinto era la capanna di

A. T. Still... ciò suggerirebbe un amore e un ricordo molto profondi del suo insegnante.

La "casa sotto il mare" è biodinamica nel senso che questa immagine è simile all'insistenza di Blechschmidt sul fatto che siamo formati da una forza misteriosa che ci attraversa dall'"esterno". La somiglianza con Still, Sutherland e il fondamento dell'osteopatia in embriologia è ciò che mi ha spinto a scegliere il nome "Biodinamica dell'Osteopatia." La comunanza di immagini provocata da tutti questi uomini osservanti è commovente per chiunque abbia sentito queste cose e si senta "un po' pazzo" quando gli viene detto che c'è solo struttura nella diagnosi e nel trattamento osteopatico.

L'immagine di una casa, trasparente all'"oceano del Respiro della Vita," riporta ancora una volta l'esperienza sensoriale della trasparenza. Di "qualcosa" che passa attraverso di noi senza ostacoli, che guarisce/crea mentre passa senza diminuire se stesso. Questa Intelligenza Suprema è il maestro meccanico, il medico all'interno della Salute, il sé superiore e

l'immagine Divina in tutta la vita.

I bambini sono l'archetipo della normalità, radiosi con queste verità.

I nostri anziani vedevano queste verità ... possiamo avvicinarci al loro insegnamento solo quando siamo Neutri e liberi di essere centrati dalla Divinità ... ecco perché lo chiamiamo "il Luogo di incontro."

IL BAMBINO NORMALE

Le seguenti osservazioni, in parte o nell'Intero, possono essere fatte di un bambino normale. La diagnostica può essere realizzata seguendo queste linee guida. Notando le qualità qui indicate, si troverà spesso un processo patologico prima che si sviluppi completamente. Questo è il segno distintivo dell'osteopatia e della medicina preventiva. Le diagnosi tradizionali sui bambini sono limitate e non "vedono" i problemi fino a quando non è "troppo tardi."

Un bambino che si riprende da una malattia non è "guarito" fino a quando queste qualità non riappaiono.

Essere al Terzo Livello di Quietudine crea la ricettività per percepire queste cose.

Trasparenza. L'Imago Dei è visibile. I bambini irradiano la Salute come se fossero traslucidi. Si sentono come "una Casa Sotto il Mare" pervasa dalla Marea.

Auto-Ricordo negli Adulti. Quando un bambino entra nella nostra presenza, crea un ricordo della nostra propria salute. Abbiamo un ricordo di una profonda presenza dietro la vita. Questa sensazione ci connette con un tipo diverso di memoria. Se questo non accade, scopri perché ... il bambino è in qualche modo trattenuto ... guarda attentamente.

I Bambini Sono Guaritori. Se un bambino ti tocca fisicamente o ti guarda con uno sguardo di intenzione, sentirai una comunione e guarigione. Spesso, la profondità supera qualsiasi cosa che testimoniamo nel trattamento osteopatico.

La Zona B È Traslucida. I bambini non hanno Zona A. La presenza anche di una piccola area di A è un allarme, che ci dice di guardare più a fondo nella causa.

Innocenza. Un bambino normale non fa calcoli di perdita quando segue il movimento della creazione ... quando lo Spirito si muove, così si muove il bambino.

Libero Arbitrio. I bambini hanno un'esperienza unificata dell'amore ... una libertà di rispondere senza riserve. Se questo manca, dobbiamo scoprire perché ... è molto importante per la crescita e la salute del bambino.

Una Consapevolezza di Appartenenza a Dio. C'è una buona panoramica di questo in *La Vita Spirituale dei Bambini* di Robert Coles. Se non sei consapevole di questa qualità nei bambini, allora ti consiglio il libro.

I Bambini Sentono il Movimento della Creazione. Questo linguaggio proviene dalla Fase Otto. Significa che un bambino sente il movimento dell'eternità, somaticamente. Come adulti, molto raramente sentiamo questo. È il "qui e ora" di cui parlano mistici come Eckhart Tolle. La creazione non è finita. Continua.

I Bambini Sono una Totalità. Questo è un fatto che la diagnostica può trascurare. La crescita di un bambino avviene come un Intero, non in parti. C'è solo un fulcro per l'espressione del movimento involontario (cioè, crescita, respirazione primaria e secondaria).

I Bambini Sono Sagaci. Ancora, se questo ti è sconosciuto, leggi il libro di Robert Coles.

Se le qualità sopra menzionate svaniscono o mancano, trova la causa.

Vivono nel Dispiegarsi del Nuovo. Ci sono diversi punti da osservare qui. Innanzitutto, un bambino non è consapevole della prossima nuova qualità che sorgerà, eppure vi entra senza paura. Si adattano e iniziano a percepire questa nuova qualità con gioia. Gli adulti non cercano nemmeno il cambiamento. I bambini vivono al limite della loro comprensione e cercano di più ogni giorno. Gli adulti raramente superano i loro limiti. I bambini esplorano il dispiegarsi con passione. I bambini cercano anche la fonte della "novità" ... cercheranno e troveranno il fulcro. Una volta che un bambino normale trova un tubo da giardino e ci gioca per un breve periodo... quel bambino troverà il rubinetto e farà la connessione cognitiva alla fonte dell'acqua. Questo è rapido in un bambino normale. L'esplorazione è guidata dall'intelligenza dell'Intero, che si dispiega.

Un Bambino Normale Ha Amore Incondizionato.

Un Respiro. Normalmente, la Respirazione Primaria e la Respirazione Toracica sono una cosa sola con il movimento dell'Intero.

Uno Sguardo Divino. Un bambino normale guarderà "lontano" e si fermerà, riempiendosi di Santità. Quando ti guarda, potresti provare lo stesso.

Diventare Connessi al Terzo Livello di Quietudine. Quando gli adulti nell'ambiente immediato sono consapevolmente consapevoli del Terzo Livello di Quietudine, un bambino normale risponderà. Un rapporto che ho ricevuto su un caso ha evidenziato l'importanza di questo. Un bambino gravemente malato non stava rispondendo al trattamento come ci aspettavamo, da ciò che la Marea stava mostrando. Il clinico ha fatto una visita a domicilio ... ha insegnato alla famiglia il Terzo Livello di Quietudine, e la risposta al trattamento è stata notevolmente accelerata! Questo fatto è nutrimento per i bambini.

Riposo. I bambini riposano. Questa è una qualità fondamentale. Se manca, trova la causa.

La Sofferenza È Intrisa di Amore. Quando i bambini sono malati, non si separano dalla Salute. Anche i bambini molto malati sono ancora porosi alla Salute.

Sono Caritatevoli. I bambini spesso regalano i loro "migliori" beni.

Sono Diretti. La fine è la fine.

Un Bambino Normale Ama gli Animali.

Hanno Fede. Un bambino normale è a suo agio con il mistero.

Hanno Immaginazione. Un bambino dovrebbe immaginare. Gli psicologi spesso pensano che l'immaginazione sia una fantasia; non lo è. Ancora una volta, per favore leggi il libro del Dr. Coles. L'immaginazione è stata riconosciuta dal Dr. Sutherland come un vantaggio per gli adulti nella comprensione della Respirazione Primaria. La parola "immaginazione" è stata originariamente identificata come "la forma più alta di intelletto." Oggi, è una parola usata impropriamente e morta al suo vero significato. L'arte di sognare ad occhi aperti è perduta.

Gioia

Giocosità

Un'Unità con Tutti i Bambini

Queste sono qualità da osservare nel bambino per vedere se sono "normali," da un modello osteopatico funzionale. Se qualcuna di queste manca ... scopri il perché ... cerca la causa ... prima che sviluppino una seria responsabilità.

"La nostra abilità è proporzionata alla nostra comprensione del normale." ... Il Dr. Still ci ha indirizzato a essere nobili nella nostra scoperta di ciò che è normale, com'è essere normali ... e i bambini possono aiutarci molto.

STUDI PERCEPTIVI: IL FLUSSO DELL'ATTENZIONE

Il movimento è l'essenza della vita. Questo è il Primo Principio dell'Osteopatia. Dove c'è movimento c'è una direzione naturale verso la Normalità, la Neutralità e la Totalità.

Normale è uno stato di "pace e armonia," non necessariamente uno stato privo di malattia. La Neutralità è uno stato di libertà dove si è mossi involontariamente dalla Salute. La Totalità è uno stato dell'essere dove tutte le "salute" sono vissute come una singolarità.

Lo stato della nostra attenzione condiziona ciò che percepiamo. Come clinici, diventiamo consapevoli delle responsabilità coinvolte nelle percezioni statiche e di come la malattia e il dolore siano risultati di un flusso percettivo statico. L'attenzione che è normale fluisce; ha un movimento intrinseco che è un'espressione della Salute.

L'educazione e l'insicurezza addestrano l'attenzione a convergere, ad andare in un luogo e rimanere lì, fermando il flusso naturale e creando stasi, che causa la separazione della percezione dalla Salute. Il risultato è solitudine e dolore, spesso invisibili.[1]

L'attenzione è una sostanza, un'energia che fluisce dalla Fonte della Vita e come tale è naturalmente al lavoro seguendo l'intenzione del Respiro della Vita, dell'amore, la Potenza della Vita, che si manifesta nell'Eternità.[2]

---

[1] Linguaggio convergente e divergente dal video YouTube di Ken Johnson. I dottori Sutherland e Still sottolineavano il pensiero divergente come mezzo di esplorazione nelle "leggi non create da mani umane."

[2] Vedi il capitolo 1 della prima edizione di *Osteopatia nel Campo Craniale*, e il 12 aprile 1948, in *Contributi del Pensiero.*

Quando l'attenzione è libera di muoversi, non si percepisce il tempo, la morte o la separazione da nulla, nemmeno nemici.

Come osteopati, spero che siamo naturalmente interessati al "movimento involontario" guidato da una potenza infallibile, una fonte inesorabile di ordine e Totalità. Questo insegnamento era un'eredità che il Dr. Sutherland ha portato avanti nel tempo per noi. Mentre lo esploriamo, scopriremo che non necessariamente crediamo nei principi osteopatici. È normale pensare che le parole siano solo idee... fino a quando non incontri qualcuno che vive le parole e dimostra la loro realtà con risultati clinici "sorprendenti". Poi, credo che siamo obbligati verso i nostri pazienti a scavare e esplorare le idee come realtà, e vedere quali sono i risultati nella nostra pratica.[3]

I miei mentori mettevano in discussione ogni tecnica che utilizzavo chiedendomi di passare all'uso dei principi nella pratica. Il lavoro che dovevo fare era severo... difficile. C'erano tre grandi ostacoli. Uno era che la mia pratica era molto di successo e i miei risultati clinici molto buoni (non interi, ma buoni). Un altro era che mi piaceva essere un'autorità sia nella pratica che come docente e mentore. Era entusiasmante "sapere" ed avere successo. Terzo, avevo paura di ciò che non conoscevo, e lo proteggevo con una falsa certezza. Avevo paura di non sapere cosa stava accadendo in me stesso e negli altri.

La fiducia dei miei mentori è stata ciò che alla fine mi ha permesso di provare i loro metodi e sopravvivere alla paura della perdita che naturalmente veniva con principi più profondi. La mia vita è cambiata in meglio e i risultati clinici sono stati drammaticamente migliori, cosa che pensavo fosse impossibile.

---

[3] Inquietante è una parola che il Dr. Sutherland usa spesso per descrivere gli effetti soprannaturali di guarigione della Potenza della Respirazione Primaria. Questi effetti sono completamente al di fuori del regno delle aspettative basate su un buon ragionamento clinico.

LO STUDIO DELL'ATTIVITÀ DELL'ATTENZIONE

"La nostra abilità è proporzionale alla nostra comprensione del normale." Dr. Still

Dr. Le parole di Still ci sfideranno a non guardare alla nostra capacità di trovare sessioni e diagnosi, ma a comprendere il normale. Comprendere significa sperimentare e conoscere il normale vedendone il movimento e la causa. Il nostro primo obiettivo nello studio dell'attività dell'attenzione è di "scavare" osservandola in noi stessi, e successivamente negli altri mentre cerchiamo di aiutarli.

Iniziamo osservando la nostra attenzione, qualcosa a cui non siamo abituati.

Cosa sta facendo? Dov'è il fulcro? Qual è la causa?

Sta fluendo dall'interno verso l'esterno, liberamente o bloccata? Dove ha origine? Tutto questo lo facciamo percependo l'attenzione mentre lavora, o mentre si blocca e le lesioni (smette di fluire).

Lascia che fluisca all'interno di te stesso. Cosa fa? Dove fluisce? Si ferma su un pensiero o un sentimento? Scorre in un luogo?

Man mano che la giornata passa, di tanto in tanto, cerca di vedere cosa sta facendo la tua attenzione e registra l'evento. Ricorda, stiamo cercando di capire la normalità; in altre parole, cosa fa l'attenzione quando le è permesso esprimere la sua verità, il suo movimento?

AL CENTRO DEL NOSTRO ESSERE

In *Conjectures of a Guilty Bystander* (1966), Thomas Merton scrive:

> Al centro del nostro essere c'è un punto di nullità, Che è intoccato dal peccato o dall'illusione. Un punto di pura verità, una scintilla, che appartiene interamente a Dio. È inaccessibile alle fantasie della nostra mente, o Alle brutalità della nostra volontà. Questo piccolo punto di nullità, e assoluta povertà, è la pura gloria di Dio in noi. È, per così dire, il suo nome scritto in noi, come la nostra povertà, come la nostra indigenza, come la nostra dipendenza ... È come un diamante puro, che brilla con la luce invisibile del cielo. È in ognuno di noi, e se potessimo vederlo, vedremmo miliardi di punti di luce, Tutto si unisce Di fronte, e sotto il sole ardente, che farebbe scomparire la crudeltà di La vita svanisce completamente ... Non ho un programma per questo vedere. È solo dato. Ma la porta del cielo è ovunque.

COMUNICAZIONE

L'insegnamento dell'osteopatia ha sempre incluso, al suo centro, lo sforzo di coinvolgere le leggi naturali della guarigione. Questo naturalmente non significava "leggi create da mani umane" come sottolineavano sia Still che Sutherland. Il Dr. Wales, che ha guidato il nostro gruppo di studio per oltre 30 anni, ripeteva spesso, "Il nostro obiettivo è comunicare e cooperare con le leggi interiori della guarigione."

Il Corpo Fluido è un'intelligenza vivente che esprime crescita e guarigione attraverso uno stato dinamico di neutralità. Ha una mente che precede e crea il sistema nervoso centrale. Ciò significa che ha un'intelligenza organizzata che crea forma, funzione e ritmo. Non è solo un fluido biologico che è un effetto... esso crea gli effetti.

I nostri sforzi per comunicare con il Corpo Fluido rivelano che la pressione effettiva o la spinta del fluido è inferiore a un millimetro di mercurio. Questo suggerisce un campo straordinariamente privo di tensione che sconcerta il pensiero scientifico. Questa teoria della bassa pressione è il risultato dello studio della pressione venosa nel cranio.

Gli studi sono difficili da trovare, ma la pressione venosa intracranica è molto bassa (2 mm). Quando si osserva un osso cranico e si guarda la superficie interna, si può vedere l'impronta del seno venoso. Ciò significa che il campo fluido che forma l'osso è in equilibrio con la bassa pressione venosa. Si dice spesso che i canali venosi invadano l'osso. Questo è fuorviante. Non c'è invasione. Il sistema venoso e l'osso sono entrambi formati dalle stesse forze, indicando che la pressione nell'intero è a un punto di equilibrio. Il sistema è straordinariamente equilibrato.

Ciò significa che se si desidera ascoltare il Corpo Fluido in un bambino o in un adulto, allora le mani devono essere in un Neutro fluido, diventando così parte di un continuum.

Quanta pressione ci vuole per comprimere una vena sulla tua mano? Prova. Sembra molto poca, eppure la pressione venosa nella mano è molto, molto più alta di quella nel cranio.

Questo è un argomento interessante da esplorare.

PEDIATRIA DUE: REVISIONE DELLE COMPETENZE

La Vita Spirituale dei Bambini

Siamo ciechi al mondo percettivo dei bambini, eppure possiamo diventare ricettivi nei loro confronti e imparare molto sulla comunicazione e il cambiamento.

Gli adulti sono monosynaptici rispetto ai bambini. Come adulti, scegliamo meno libertà e creatività rispetto ai bambini. I bambini sono raramente distratti. Si concentrano con una freschezza e una mancanza di ansia riguardo ai risultati, che tocca il mondo con dolcezza.

Il libro *La Vita Spirituale dei Bambini* di Robert Coles è interessante in quanto inizia con un tentativo di dimostrare che i bambini hanno immaginazioni vivide a causa di una mancanza di maturità percettiva. L'autore scopre che c'è una verità che percepiscono; tuttavia, non si apprende mai nulla su ciò che effettivamente sperimentano. I bambini guidano spiritualmente l'autore. Il libro è utile. Possiamo vedere cosa pensa la medicina moderna e, come osteopati, quanto diversamente la nostra scienza apprezza la visione dei bambini.

La Totalità è qualcosa che è un dato di fatto. Da adulti, possiamo apprezzarlo, ma non necessariamente lo sperimentiamo come lo status quo della nostra percezione. Un bambino percepisce questa Totalità come un'essenza elementare in tutto. Sono meravigliosamente unificanti e si sforzano di allontanarci dalle divisioni che riteniamo necessarie. Questa semplice comprensione della Totalità che apprezziamo è spirituale.

Esprime virtù e sentimenti superiori. In embriologia, l'idea di Totalità sta lentamente emergendo. Lo studio del Neutro è in realtà uno studio della Totalità a diversi livelli, l'ultimo dei quali è quando un paziente si sente trasparente come un bambino. Il Dr. Still si concentrava sulla Totalità. Noi, come osteopati, trascorriamo una vita a districare le nostre lesioni per liberare la nostra aria interiore dalle nuvole. La Totalità non ha politica; include tutti e ogni forma di postura.

Lo studio dei diversi livelli di Quietudine è un viaggio verso la guarigione dei nostri atteggiamenti adulti. Il Luogo di incontro è un Terzo Livello di Quietudine. Non è dove incontriamo il bambino, ma dove loro incontrano noi. Siamo ospiti. In questo luogo, il loro essere ci guarisce e illumina i nostri cuori così possiamo vedere più profondamente nella Respirazione Primaria e nelle sue intenzioni. Essere ospiti non è facile per la maggior parte di noi; vogliamo partecipare. Quello che non vediamo è che volendo partecipare in questo luogo, siamo docili o Neutri. La neutralità è vuota di scopo; anche il desiderio di essere attenti al bambino non dovrebbe venire da noi. La neutralità è neutra, pacifica e vuota del desiderio di interagire.

Se sei interessato a essere riorganizzato, allora lavora sulla neutralità.

NEUTRALITÀ

Vorrei dire qualcosa sulla neutralità in se stessi e su quanto sia importante per l'"essere" in relazione con la Salute in noi stessi, negli altri e specialmente nei bambini.

Neutro, come ne parlava Sutherland, era una metafora automobilistica. Quando un'auto è in neutro, non è impegnata in nessuna direzione ... avanti o indietro ... rimane semplicemente al minimo, con il motore acceso. Negli antichi insegnamenti, la metafora sulla neutralità si costruisce attorno a se stessi come passeggeri, non come conducenti.

Il conducente è il maestro ... l'auto è il nostro soma ... la direzione dell'auto è l'intenzione Divina ... il viaggio è un mistero ... raramente sappiamo esattamente dove sta andando l'auto ... quindi rimaniamo neutrali anche quando l'attività inizia. La mano di Dio muove le leve e gli ingranaggi del "meccanismo" ... dando un senso di facilità al passeggero nell'auto, che in realtà è un ospite, ben servito dal maestro. Non prendiamo il volante!

Un mistico una volta disse che dovremmo essere vuoti. Nessuna anticipazione, nessun piano, nessuna comprensione di "dove andiamo." Mi piace questo, ma c'è fuoco nella stanza. Uno non è privo di sensi, solo di volontà.

Neutro è una stanza speciale all'interno della "casa sotto il mare"... la stanza non ha alcun senso di umanità in essa, né la tua né quella degli altri. Ciò che è nel Neutro è purezza, trasparenza, e una gioia dolce, morbida, inaudibile che non lascia mai il cuore per entrare nel mondo. Neutro è un luogo dove si può essere liberi. È un luogo dove l'insulto e l'offesa sono così privi di significato che in loro presenza la gioia aumenta. Quanto strano sembra alla nostra logica. Ciò che ferisce l'ego quando si è Neutri aggiunge potenza allo spirito. Ciò che potrebbe ferirci ci guarisce.

Neutro è una consapevolezza olistica. Non è "mio." Non c'è alcun senso del mio Neutro.

Nessuno può vederti a meno che non siano con l'Intero, quindi le proiezioni fluiscono, ma l'energia non entra mai nella stanza ... si è al sicuro dal proprio ego così come da quello degli altri.

Sembra che l'affinità di Sutherland con il Neutro sia cresciuta da Still e i suoi colleghi... Sento, leggendo Sutherland, che è stato chiaramente portato nella Direzione della Facilità dalla mano guida di Still, ma poi ha sentito il bisogno di andare più direttamente fino a maturare (vedi *Contributi del Pensiero* e studia l'odissea percettiva di Sutherland).

La storia dell'idea di Neutro è antica quanto la più antica storia registrata della ricerca dell'uomo per la Totalità (i Veda) ed è antica quanto la storia orale (i boscimani africani). È uno stato di pura nonviolenza e carità.

Le tre forze di origine yogica sono emblematiche dei tre stati di espressione Divina e sono studiate in se stessi come strumento per avvicinarsi a un'unione con Dio...

Nella Bhagavad Gita c'è una battaglia tra le forze positive e negative, ma il maestro porta lo studente nello spazio tra la dualità per iniziare il suo insegnamento... questo è terreno neutro.

Le immagini delle tre forze—attiva, passiva e neutra—non devono essere confuse con le tre nature dell'Unità, dove ciascuna forza è un aspetto Divino. Lo vediamo nella Trinità cristiana dove i tre sono tutti perfetti e non sono attivi, passivi o neutri ma al di là della dualità della vita che contiene "bene e male" che può essere vista chiaramente solo in se stessi, una volta che la neutralità è compresa come un luogo di incontro della speranza della Totalità e di sentirsi senza il contrasto tra le tre forze di attivo, passivo e neutro.

La neutralità è il luogo di riposo, riposo e recupero... è omeostatica... trasparente per chi vede, quindi non ci si sente mai come il fautore o il veggente... non ci si sente mai "visti"... ma piuttosto ci si sente creati come un evento sullo schermo della vita, dipinto dalla mano silenziosa della compassione... ci si sente fatti con ogni altro movimento nel paesaggio del momento, nulla essendo intrinsecamente buono o cattivo.

Tutto si muove con facilità, anche nella sofferenza e nella lesione, perché la neutralità non è posizionata in nessuno dei due.

Il Neutro è così diverso in un bambino rispetto a un adulto che si potrebbe non percepirlo, letteralmente non sentirlo... l'ho chiamato il "Neutro del Deserto" in onore dei grandi maestri, che si ritiravano nel deserto per diventare interi e internamente rarefatti nella loro neutralità, cioè nella loro trasparenza all'amore.

Neutro con neutralità interiore è pervaso dal Terzo Livello di Quietudine. Questo è un Luogo di incontro di tutta la vita incarnata.

La terapeutica passa nella sostanza neutra, e un mistero si svela mentre il respiro dell'amore Divino si riversa, come una forza terapeutica, attraverso un paesaggio desertico notturno, riempiendo e lasciando dietro di sé nessun effetto visibile ... solo il vuoto della santa Quietudine ... guarendo il senso di limiti del medico ... lasciando uno consapevole della propria cecità e grossolanità ... pervaso.

Questo esercizio pratico è difficile da fare sugli adulti, ma cerchiamo di imparare di più sulla neutralità e il dono di esso.

Neutro è il riflusso ... dove i movimenti si placano prima che appaia un nuovo inizio.

Neutro non è un mezzo per un fine ... è il fine stesso.

PEDIATRIA FASE DUE: PANORAMICA

Gli insegnamenti che stiamo presentando sulla Biodinamica dell'Osteopatia e il trattamento dei bambini non riguardano le tecniche. Stiamo presentando un curriculum che fa parte di una lunga eredità che è stata coltivata sin dall'insegnamento originale del Dr. Still. Questi insegnamenti sono piccoli rami sull'albero dell'osteopatia. L'albero ci nutre tutti. La sostanza dell'albero ci sostiene; sono i principi su cui costruiamo il nostro pensiero. Questi principi devono essere compresi con le nostre mani, affinché le verità diventino una realtà vivente, non solo parole.

Il paziente è Totalità.

In nessun luogo il principio sopra esposto si manifesta così facilmente come nella scienza del trattamento osteopatico dei bambini.

Sappiamo che la crescita e lo sviluppo di un bambino sono un movimento di Totalità; l'Intero si dispiega come un unico essere.

Cosa rende un bambino "puntuale" nel raggiungere le tappe della crescita e dello sviluppo?

Dr. Still ci ha disegnato un quadro di questo, così come ha fatto il Dr. Sutherland. La loro visione fondamentale della normalità non si basava su altro che su ciò che le loro mani riportavano riguardo a questa Totalità. Il Dr. Still commentava spesso che l'osteopatia non è in un libro. Allora, dov'è?

È un'arte ... una abilità percettiva ... di cosa? ... Di comprendere il normale ... cosa è normale? ... Certamente non le lesioni. Siamo chiamati a vedere più dell'anormale ... siamo chiamati a qualcosa di molto più importante. Siamo chiamati a vedere il normale.

Perché il Dr. Still direbbe che la nostra abilità deriva dalla comprensione del normale?

Nella prima edizione di Magoun's *Osteopatia nel Campo Craniale,* WGS apre con un'immagine del normale, sia sua che del Dr. Still. Il Dr. Still descrive una "intelligenza suprema che si muove nel liquido cerebrospinale e fluisce verso ogni cellula." Questo movimento avviene senza sistemi. Si muove come se l'Intero fosse trasparente alla sua presenza.

Visualizzati come una casa vuota priva di qualsiasi sistema, e vedi se riesci a sentire il movimento della creazione che entra e fluisce verso ogni cellula come un unico luogo ... come un tutto.

Come abbiamo discusso l'ultima volta ... ci sono tre livelli di Quietudine che conducono a questa stanza. Nella stanza ci incontriamo; poi, in un lampo, cambiamo ... qui iniziamo la Fase Due del trattamento dei bambini, e iniziamo con la Totalità come tema.

Troveremo la stanza e aspetteremo. Vedremo la Zona A, la Zona B e la Salute nella loro Totalità come unità di funzione separate ... poi cercheremo di vedere la normalità essenziale di cui abbiamo parlato ... vedere il movimento della creazione in un sistema trasparente.

Cosa ci tocca?

Cos'è che ci colpisce così completamente che il nostro sé superiore si risveglia, vuoto di tempo e identità? La bellezza è Totalità.

Il Dr. Still ha scritto:

"La solennità prende possesso della mente, ... un sorriso di amore corre sul volto, ... il flusso e riflusso della grande Marea della ragione, le cui profondità non sono mai state sondate, si gonfiano nel tuo cervello in fermento ... mangi e bevi, e mentre stai in silenziosa meraviglia, ... appaiono soli dove non hai mai visto una stella, brillanti con i raggi della saggezza di Dio, come mostrato nell'uomo e nelle leggi della vita, ... eterni nei giorni, ... e veri come la mente di Dio stesso."

Estratto da AutobiografiadiAndrewT.Still, pagina 152

METODI DIRETTI E INDIRETTI NEL TRATTAMENTO DEI BAMBINI

Storicamente, l'osteopatia nel campo craniale è stata insegnata in corsi progettati da Harold Magoun. Questo avvenne dopo la morte di Sutherland. Era ben noto ai suoi colleghi più stretti che Will Sutherland preferiva il metodo indiretto. Puoi convalidare questo leggendo *A Manual of Cranial Technique* di Lippincott. Sono stato formato da quattro colleghi di Sutherland, che facevano parte del suo gruppo di studio personale dal 1936 al 1953. Era chiaro sul fatto che il metodo indiretto fosse la sua scelta.

La metodologia indiretta significa "usare il movimento nella lesione, e non abbinare le forze, o usare alcuna barriera." Questo è raro, perché la maggior parte degli insegnanti di oggi è stata influenzata da Magoun, che ha organizzato e controllato la Sutherland Cranial Teaching Foundation.

La metodologia indiretta è sicura ed efficace. Richiede un diverso senso di ciò che è una lesione. Richiede di vedere il movimento come la lesione. È così che viene chiamato, dal suo movimento. Questo movimento limitato è facilmente abbandonato per l'inerzia nella lesione. La mentalità dell'azione diretta è che i sintomi del paziente derivano da una neuropatia da intrappolamento cranico. Le dinamiche del Corpo Fluido di crescita e sviluppo non supportano questa visione ortopedica dell'osteopatia.

La metodologia biodinamica è indiretta, o funzionale, e utilizza il movimento presente nel campo della lesione. Ciò significa che non è necessario alcun test di movimento, solo la sincronizzazione con il movimento involontario presente.

Più comunemente, lavoriamo con il Corpo Fluido piuttosto che con il tessuto perché il Corpo Fluido è l'unica forza dietro la guarigione e la crescita. Il tessuto è dinamicamente fluido quando è in folle o neutro. Questo, naturalmente, dimostra il principio che stiamo trattando con un fluido come il protoplasma che forma tutte le nostre funzioni, non solo una sostanza acquosa.

Per favore, prenditi il tempo per riflettere sulla base fisiologica della crescita e della guarigione. Per favore, rileggi le pagine 16–17 in *Filosofia dell'Osteopatia.*

Non puoi percepire i piani fasciali nei neonati. Si sentono come un gel caldo. Le lesioni si verificano solo nell'Intero. Questo è un fatto, non una teoria. Questo principio di Totalità è completamente accessibile attraverso il Metodo Biodinamico.

È l'obiettivo del programma di pediatria che tu veda queste realtà e le conosca come 'facilità'. La crescita di un bambino non è una guerra di tessuti. È un 'balletto nell'intero' con una tensione teorica di 2 millimetri o meno di pressione.

Questa tensione minima è un punto di equilibrio. È tutta la tensione necessaria per dispiegare una vita completa.

La natura non cerca lesioni e non le manipola. La natura cerca solo l'equilibrio.

ZONA B E I TRE LIVELLI DI IMMOBILITÀ

La capacità di comunicare e cooperare con le leggi naturali che inquadrano la sostanza e l'attività della Zona B può portare a molti meravigliosi risultati clinici.

La diagnostica nei bambini spesso dipende dal vedere la relazione della Zona B con la Zona A.

La Zona A normale (soma) è trasparente alla Salute e non riflette l'anatomia più di quanto un muscolo in Neutro faccia. Come sai, un muscolo in Neutro sembra un sacco d'acqua.

Continuiamo con questo punto di vista della Zona A e Zona B e la loro relazione. Puoi disegnare l'immagine della Zona A e Zona B in questo paziente? Nel primo capitolo della *Filosofia dell'Osteopatia* di A. T. Still, D.O., chiede

"Cos'è l'anatomia?" La sua risposta necessita della tua revisione, così puoi

vedere oltre la semplice struttura grossolana e comprendere il nostro lavoro in relazione alla tradizione iniziata da Still. L'anatomia è una Totalità vivente di funzione e dovrebbe essere vista come un mistero di forma, non una struttura statica e accademica.

Inoltre, il mio più vecchio amico osteopatico, Eliott Blackman, venne un'estate e mi raccontò una storia sulla Totalità, Zona B e l'osteopatia. La storia è questa: Quando era a Kirksville nel 1966 (il secondo anno di Eliott) andò a vedere il Dr. Korr, il nostro insegnante di fisiologia e autore di The Physiological Basis of Osteopathic Medicine. *Chiese al Dr. Korr, "Il corpo è* un sincizio?" La risposta fu, "Un segmento visibile è un segmento in difficoltà," ...

Un sincizio è un gruppo di cellule che agiscono come una singola massa di protoplasma. Nel Corpo Fluido non c'è anatomia, non ci sono segmenti somatici, solo protoplasma. Quando la Zona B presenta lesioni, diventa visibile come Zona A. La Zona A si trasmuta sotto l'influenza della Marea in Zona B.

Mentre valuti il tuo paziente oggi, ci sarà una Zona A e una Zona B, ma puoi sentire B senza A? Questa abilità è necessaria.

Mentre trovi la Zona B, riesci a sentirne la Totalità? Funziona come una goccia. Non c'è distanza nella sua mente. Mentre sei seduto dove sei, tutto è nelle tue mani (letteralmente).

Una volta chiarito quanto sopra, esploreremo i diversi livelli di Quietudine e i paesaggi intermedi.

Il primo livello di Quietudine è il punto di equilibrio tra la pressione atmosferica e i fluidi nel corpo. Troviamo questo percependo l'aria nella stanza e la stessa Marea nel paziente. Non c'è un punto di interfaccia; è un continuum. La Quietudine è un luogo di equilibrio. È calma. Non è una vera quietudine perché non ha alcuna potenza terapeutica.

Prima di arrivare al Livello Due di Immobilità, passiamo attraverso lo spazio della chimica del corpo dove possiamo leggere i disturbi molecolari. Vedi cosa ti arriva mentre passi dal Livello Uno di Immobilità alla respirazione del Corpo Fluido a 2 cpm. Potrebbe sembrare strano. Se lavori su questo, puoi leggere una varietà di stati chimici.

Il Livello Due di Immobilità è il fulcro per la respirazione, sia primaria che secondaria. Iniziamo ponendo la domanda: "Il Corpo Fluido in questo paziente risponde alla Respirazione Toracica?" Nei bambini e nei santi, il Corpo Fluido è pervaso e alimentato dalla Respirazione Toracica e dalla Respirazione Primaria come un'unica forza trasmutativa. Dopo aver controllato la Respirazione Toracica, dovresti controllare la Respirazione Primaria e la sua influenza sul Corpo Fluido. Successivamente, verifica se le due respirazioni si relazionano tra loro o se sono estranee.

Ora passiamo al Livello Due di Immobilità. Sentiamo la

Quietudine da cui e verso cui il respiro va e viene. Mentre aspettiamo, la Quietudine si sposta in primo piano e la Zona D entra automaticamente nella nostra consapevolezza.

A questo livello, troviamo la Lunga Marea, un respiro oceanico (Zona D). Percepisci l'oceano senza alcuna Zona A—la "casa sotto il mare," con tutte le porte e finestre aperte.

Studiamo il livello successivo di quietudine nella Fase Quattro, la Quietudine Dinamica o Terzo Livello di Quietudine. Questo è anche il "Luogo di incontro."

Per testimoniare questo, bisogna andare al fulcro per la Lunga Marea.

Quando arriviamo allo sforzo, entriamo in un vuoto. Il vuoto nel contesto che stiamo usando è un luogo dove possiamo percepire nient'altro che i nostri limiti … non è piacevole. Ma se hai lavorato su questo, il vuoto non è più un vuoto, un luogo di tensione mentre l'ego si dissolve, ma una stanza tranquilla nella casa sotto il mare … un luogo di attesa dove la Marea matura la nostra coscienza.

Quando i nostri sensi sono convertiti dalla presenza nella casa... iniziamo a vedere la Salute... la bellezza e la trasparenza che vediamo nei bambini.

Attraverso questa trasparenza arriva un "vento"... Divino e Santo... Quando siamo toccati da questa Quietudine, diventiamo consapevoli della nostra stessa guarigione... ha molte dimensioni, ma ci "tiene così completamente" che siamo rinnovati, purificati e in grado di muoverci con la compagnia dell'ospite della casa... il maestro è arrivato... mentre questa consapevolezza entra in noi, il mondo intero è visto come salute...

Il movimento della creazione dell'eternità riempie il nostro vaso abbandonato come un quarto livello di Quietudine. La Quietudine di proporzioni angeliche. La Quietudine che annuncia l'inizio del ritorno dei sensi allo stato originale, come espressione della Salute.

IL BACINO PELVICO E IL PERIODO PERINATALE

Il processo della gravidanza è un mistero colorato da molte credenze culturali. La parola prenatale significa "prima di nascere."

Nella sua totalità, la gravidanza è un affare comunitario, plasmato dagli anziani. Nel mondo occidentale questo è perduto. Ci sono alcune eccezioni, ovviamente, ma la maggior parte delle donne oggi affronta un paesaggio desolato di supporto che mette a dura prova il loro mondo interiore mentre portano un bambino.

Questo lavoro, utilizzando i principi Biodinamici, si dimostrerà quasi miracoloso nel suo aiuto al lavoro della natura durante la gravidanza. Nei miei 40 anni di pratica come medico generico osteopatico, nulla ha dimostrato l'osteopatia più del trattamento perinatale.

In questo ambito, non possiamo immaginare la verità che risiede, spesso invisibile, durante la gravidanza. È triste che così tanti genitori, nonni, anziani e medici siano totalmente fuori contatto con la bellezza del dispiegarsi della vita durante questo periodo.

La gravidanza è spesso trattata con la stessa mentalità di una malattia.

Come professionisti, dobbiamo affrontare questo vuoto nella cultura ed essere abbastanza umili da essere un sistema di supporto che ha il pensiero osteopatico come base...

Il mio appello qui è di fidarsi della Respirazione Primaria e vedere cosa accade durante il trattamento e le conversazioni. Non possiamo cambiare il mondo, ma possiamo essere fedeli alla nostra professione e ai nostri pazienti, un momento alla volta.

Tutte le questioni relative all'aborto, la paura di un bambino deformato, la perdita di attrattiva, le dipendenze familiari, i problemi di supporto, le capacità personali, la sessualità, la sensualità, l'affetto, i miti sul parto, le questioni finanziarie, l'orientamento personale alla carriera, l'allattamento al seno, le competenze genitoriali, la vaccinazione, gli esami del sangue, gli ospedali e l'assicurazione spesso oscurano il movimento della creazione.

Socrate disse, quando gli chiesero cosa facesse, "Sono un'ostetrica ... aiuto le persone a dare alla luce le loro anime." La gravidanza, in molti casi, riguarda la nascita dell'essere ... per un'intera famiglia mentre entrano in una realtà di amore.

Tutti moriamo. Quando un bambino arriva "dentro" qualcuno alla fine "uscirà" ... dobbiamo sentire più di noi stessi al lavoro se la responsabilità della vita deve essere affidata alla vita e all'oceano di saggezza palpabile che chiamiamo la Marea.

La gravidanza è il periodo prima della nascita in cui è possibile capire che non siamo qui per controllare i risultati ma per rispondere all'intenzione della creazione ... è lì come pace, neutralità, cambiamento, totalità e mistero di cui possiamo fidarci.

C'è un'altra sfida che dobbiamo affrontare ... il nostro pensiero. La gravidanza non è un evento biomeccanico. I tessuti non stanno combattendo, resistendo e superandosi l'un l'altro. I cambiamenti sono tutti guidati dalla dinamica dei fluidi e dalla Marea stessa.

Spesso gli osteopati sono addestrati a pensare che i cambiamenti di forma che avvengono siano tessuti costretti a cedere. Pensare in questo modo contraddice la natura e porta a un trattamento meno che adeguato. L'idea di una "guerra dei tessuti" è lontana dalla realtà quanto si possa immaginare riguardo ai cambiamenti nella madre e nel bambino durante la gravidanza.

La crescita del bambino non è biomeccanica; sappiamo che ... e ... nemmeno il modellamento della madre lo è. Sono nell'Oceano e vengono modellati da esso. I cambiamenti nel bambino/madre/oceano non sono segmentali, né sono dettati dall'attività somatica nella colonna vertebrale orientata a una linea mediana notocordale.

L'attività è biodinamica.

L'intero cambia. I volti, i petti, gli addomi, i bacini, le viscere, la coscienza e le persone nel cerchio familiare, anche se sembrano indifferenti, stanno tutti cambiando con il bambino... alcuni cambiano profondamente, altri per niente... questa Totalità sarà discussa ulteriormente.

Trattare da un concetto biomeccanico limita il potenziale terapeutico per il paziente. Cerca di sentire il bambino e la madre come una Totalità, sotto lo sguardo della creazione. Osserva cosa succede quando tutti e tre vengono visti come un'unica Totalità.

Ad esempio, il pavimento pelvico non viene stirato durante il travaglio. Succede nel corso di mesi, ma non come uno stiramento. Il tessuto cambia inin una gelatina modellabile. Nello stato gelatinoso, un fluido nel fluido apre una nuova forma. Puoi vedere lo spazio aprirsi e la forma cambiare dopo, proprio come un embrione... stesso insegnante, stessa scuola!

Vedrai che lo spazio attraverso gli ischi cambia facilmente durante gli ultimi quattro mesi.

Vedrai il pavimento pelvico assottigliarsi e allargarsi circonferenzialmente.

Vedrai lo spazio tra le tende aprirsi.

Vedrai l'utero e le ovaie percorrere una grande distanza senza una guerra tra i tessuti o un combattimento viscerale.

Vedrai la Lunga Marea accendere il travaglio e bilanciare le forze del bambino durante il travaglio, mentre apre le porte ...

Il dolore e il travaglio variano con la percezione della madre della presenza esterna che guida i movimenti ...

La madre non spinge l'utero ... lo fa la Marea.

Avete tutti visto la forza che la Marea può generare ... ma apre anche lo spazio prima di cambiare posizione e forma ... crea una Direzione della Facilità che possiamo imparare a seguire, se lo desideriamo.

Le nostre orientazioni mentali saranno tali che non vedrete

segmenti o anatomia durante il trattamento. Perché? Perché l'Intero sta spostando la sua Totalità. Il tessuto segue dopo.

IL BACINO PRENATALE

L'osteopatia può prevenire molte difficoltà per i bambini mentre entrano in questo mondo.

La prima linea di prevenzione è lo stato del bacino materno e la sua capacità di cambiamento. Le ossa, i legamenti e i muscoli devono trasmutare dal tessuto muscolare a uno stato gelatinoso. Questo dovrebbe essere, riconoscibilmente, l'ultimo mese, e il progresso successivo.

Il trattamento durante la gravidanza utilizzando i principi biodinamici supporta i cambiamenti metabolici che permettono ai muscoli di ammorbidirsi in un gel. È piuttosto notevole. Questo è facilmente percepibile durante il trattamento del perineo nell'ultimo mese di gravidanza. La valutazione di questi cambiamenti viene effettuata come consiglia il Dr. Still nella *Filosofia dell'Osteopatia.* Una mano è posizionata sopra il pube sulle parti morbide, e una sotto sulle parti morbide del perineo. Quello che si sente è un gel... non muscoli morbidi... questo stato gelatinoso dei muscoli significa che il bacino si sta preparando per il parto. Lo stato gelatinoso quasi cancella i piani fasciali che sono evidenti in un bacino non gravido. Il trattamento non è quindi una tensione membranosa bilanciata ma una tensione fluida bilanciata.

Vedere questi cambiamenti dovrebbe rimuovere alcune delle illusioni che il travaglio sia una "guerra meccanica" tra l'utero, il bambino e il bacino. Madre Natura sa cosa sta per accadere e prepara una Direzione della Facilità. Dobbiamo assicurarci che il paziente sia in grado di esprimere questi cambiamenti del tessuto che diventa fluido. Se ciò non avviene, allora dobbiamo trattare l'Intero Corpo Fluido che media questi cambiamenti.

IL PASSAGGIO

Un'espressione che riassume il processo del parto è che lo spazio si apre e la funzione si muove nello spazio nel fluido che si apre. A otto mesi, se si percepisce il campo fluido del bacino, ci sarà un'apertura, uno spazio a forma di tubo a spirale. Sarà o a sinistra o a destra del centro. È il passaggio preparato per il bambino per muoversi quando inizia il travaglio. La posizione fisica del bambino dovrebbe corrispondere a questo spazio. Questa forma è il vero canale del parto, per così dire. Sapere cosa sta accadendo permette di prevedere il movimento del bambino come occipite anteriore destro, occipite anteriore sinistro, eccetera.

Ancora una volta, vediamo Madre Natura essere completamente preparata a creare un processo straordinario. Questo passaggio è uno spazio nel fluido, non uno spostamento posizionale muscoloscheletrico. Ha la forma di un tunnel dal bordo del bacino al pavimento pelvico. I tessuti pelvici si sposteranno successivamente per seguire lo spazio e la sua forma (esattamente nello stesso modo in cui avviene la crescita e lo sviluppo embrionale; cioè, "lo spazio si apre e la funzione si muove dentro").

Non cercare di simmetrizzare il bacino in gravidanza o inibirai questo processo, che è asimmetrico.

MALPOSIZIONE FETALE, RIVOLGERE I BAMBINI

Se il bacino viene trattato durante la gravidanza, la malposizione fetale è prevenibile. Ne discuteremo.

La malposizione fetale è trattabile senza alcuna tecnica di azione diretta, né manuale né con cinghie. Questo sembra folle. Nel 1982, quando ho iniziato a insegnare come girare i bambini, ci furono molte sopracciglia sollevate. Da allora, migliaia di bambini sono stati girati con successo utilizzando questo semplice principio di trattamento. Il trattamento è sicuro, facile da eseguire e segue completamente i principi dell'osteopatia. Tutti i bambini di cui sono a conoscenza, da più fonti, sono stati girati nelle ultime settimane prima del travaglio. Tutti i tipi di malposizione fetale, dalle presentazioni trasversali al podalico, hanno risposto al trattamento.

Il tre percento dei casi non riesce a riposizionarsi. Abbiamo seguito le storie del parto di alcuni dei "fallimenti". Nella maggior parte dei casi, il cordone era intorno al collo in modo tale che girarsi avrebbe potuto essere traumatico per il bambino.

Poiché non viene applicata alcuna forza, la sicurezza di questa procedura è meravigliosa.

Perché i bambini si girano è un mistero della natura. Abbiamo imparato molto in venticinque anni. Ma il principio non è cambiato dal suo inizio nel 1982. La verità di un movimento innato verso la normalità è convalidata più e più volte... questa capacità di riposizionarsi attorno a una linea mediana è un evento naturale nei regni della Respirazione Primaria. C'è molta scienza che indica il riposizionamento come una possibilità. Tuttavia, i nostri formati meccanicistici resistono a queste verità anche quando sono affermate da esperti sia in embriologia che in osteopatia ... tutto quello che posso dire è, prova i principi e vedi tu stesso.

Una storia:

Nel 1979 una paziente venne a trovarmi. Era un'infermiera pediatrica che era stata paziente in precedenza, così come alcuni membri della sua famiglia. Era incinta di 8 mesi e mezzo del suo secondo bambino. Il bambino era in posizione trasversa ... anche il suo primo bambino era trasverso e dovette essere girato con forza. Era angosciata all'idea di un'altra procedura forzata. "Dott. Jealous, voglio che tu giri il mio bambino," disse. Rimasi scioccato dalla sua richiesta. "Non so come," dissi. "Sì, lo sai," disse. "Ti ho visto fare molte cose inaspettate per i tuoi pazienti."

Resistevo ai suoi commenti e lei insisteva ... dopo diversi scambi con lei, decisi di centrare l'utero attorno alla sua linea mediana originale e aspettare. Non ho fatto nulla al bambino.

L'ho adagiata su un fianco rivolto verso di me ... il fondo dell'utero era appoggiato sul tavolo. L'orifizio cervicale era più in alto ... in modo che l'utero e il passeggero fossero in discesa dal bacino. Sapevo che l'utero aveva una linea mediana, quindi ho sollevato il fondo fino a quando l'utero e il passeggero erano a livello (come con una livella da carpentiere). Quando l'utero gravido si 'livellò', la paziente si girò involontariamente un po' verso di me. L'ho lasciata venire, e mentre lo faceva, ho seguito la Direzione della Facilità con lei. L'utero voleva andare verso la colonna vertebrale ... così siamo andati, senza alcuna barriera ... è arrivata una sensazione di centratura. Ho aspettato (per ignoranza) ... poi si è seduta ... ero certo di non aver fatto nulla ... in nessun momento ho sentito l'utero o il passeggero muoversi ... era tranquillo, se non altro.

Ha chiamato il giorno dopo. Il bambino si era girato durante la notte ... era sicura che la causa fosse l'osteopatia ... stavo ripensando all'intero evento ... nel caso ci fosse un principio in atto che dovevo riconoscere ... ho provato a girare un altro bambino, e ha funzionato ... poi altri ci hanno provato. I risultati sono stati meravigliosi.

Da allora, i bambini in tutto il mondo sono stati girati usando questa tecnica di centratura dell'utero sulla sua linea mediana ... è difficile crederci finché non lo fai ... la scienza dell'osteopatia emerge dall'arte dell'osteopatia.

Sono diventato più consapevole della grandezza di ciò che non sappiamo e di come dobbiamo sempre “pensare osteopatia” e darle la possibilità di mostrarsi a noi, come ha fatto con il Dr. Still.

Compiti a casa

Studia lo sviluppo embriologico dell'utero ... basta guardare le immagini e vedere i due primordi incontrarsi ... viaggiano come un intero verso una destinazione che esiste già, in una matrice invisibile di geometria perfetta stabilita al concepimento ... le due metà dell'utero si uniscono attorno a una linea mediana (non mostrata nei testi di embriologia) e si centrano su di essa ... i due diventano uno. L'os cervicale è sulla linea mediana, così come l'apice del fondo ... tutto ciò mi sembra ovvio ... Se ti sembra discutibile, possiamo rivedere alcuni fatti da embriologi che vedono la precisione come perfetta, come fece il Dr. Sutherland.

L'utero gravido ha una linea mediana che è causata da una perdita di orientamento della linea mediana sia da parte dell'utero (madre), del bambino, o di entrambi come singolarità. Sento che la madre e il bambino condividono la stessa linea mediana nella sua totalità ... questa linea mediana centrale non è nei libri.

È una comprensione sviluppata lavorando con gli anziani e dalla mia esperienza personale utilizzando le dinamiche del Corpo Fluido come approccio primario. Tutto si basa sul senso di direzione di Sutherland. Vale la pena rifletterci!

IL BACINO PERINATALE

Pratica

Per comprendere questo commento, è necessario comprendere il principio di trattamento che abbiamo ricavato dal nostro studio dell'osteopatia craniale e dell'embriologia.

Le osservazioni di Sutherland relative alle dinamiche dei fluidi si concentravano chiaramente sull'intelligenza, precisione e potere transmutativo della Respirazione Primaria. Insieme alle sue osservazioni e a quelle di molti embriologi, entriamo in un mondo di principi molto diversi da un principio di trattamento osteopatico biomeccanico o orientato al tessuto.

L'impegno nella Direzione della Facilità nel Corpo Fluido, piuttosto che utilizzare un'azione diretta o indiretta sui tessuti, svela nuovi orizzonti sia nella guarigione che nella diagnosi.

Come principio fondamentale, prova a immaginare il protoplasma (non l'acqua) al concepimento... come una sostanza neutra che può contenere un'immagine. Lo chiamiamo il progetto della vita (sia la forma che la funzione co-emergono)... Da questo nasce un essere (embrione)... Si sviluppa (crescita)... perfettamente... ed è modificato dal confronto genetico.

Quando un essere si ammala o si ferisce, le stesse forze che formano l'embrione si attivano per riparare lo spostamento dell'intero... questo viene realizzato creando uno stato Neutro nel campo della lesione e poi rimodellando la funzione al progetto originale e alla sua linea mediana (quella che precede la notocorda).

Il Corpo Fluido è più intelligente del cervello, che esso forma.

Quando il nostro trattamento utilizza il Corpo Fluido, non

coinvolgiamo il sistema nervoso come forza terapeutica, come facciamo quando coinvolgiamo il tessuto, come porta verso la guarigione.

Quando il Corpo Fluido riposiziona il tessuto, attiva un processo che richiede alcuni giorni... perché il trattamento riorienta l'intero, non solo la parte... A causa di questo processo di guarigione olistico, molti sintomi che sembrano non correlati al problema principale scompariranno, e spesso si verifica una guarigione inaspettata ben oltre quanto proposto e dimostrato dalla biomeccanica.

Man mano che apprendiamo le nuove "leggi della guarigione" relative alla Respirazione Primaria, vedremo lentamente come interpretare le attività del Corpo Fluido ... fino ad allora, fai domande ai mentori.

Tutte queste attività, in utero, nei bambini e negli adulti, sono chiamate Respirazione Primaria. La scrittura originale nel primo capitolo della prima edizione di *Osteopatia nel Campo Craniale* merita la tua attenzione.

APPLICAZIONI PRATICHE

(Primi Tre Livelli)

Fai sedere il paziente sulle tue mani in modo che il bordo laterale degli ischi tocchi la punta del dito più lungo ...

Percepisci lo spazio tra gli ischi per prevedere l'adeguatezza del bacino per il passaggio del bambino ... ricorda questo diametro perché, man mano che la gravidanza progredisce, lo spazio dovrebbe cambiare.

Percepisci il tono del tessuto del diaframma pelvico ... quando la gravidanza entra nell'ottavo mese, questi tessuti dovrebbero essere simili a un gel ... non dovrebbero sembrare tessuti ... questa trasmutazione del tessuto in un gel è un processo legato agli ormoni e al Corpo Fluido ... se ciò non accade, il trattamento, come lo descriveremo, dovrebbe aiutare a far avvenire questo cambiamento ... è impressionante vedere come Madre Natura si stia preparando per il parto ...

Percepisci un'area circoscritta dal coccige, dagli ischi e dalla sinfisi pubica ... quest'area può essere paragonata a un cerchio. Il cerchio può essere mosso in senso orario o antiorario per trovare barriere del tessuto e la Direzione della Facilità del tessuto ... Sutherland insegnava questo e usava la Direzione della Facilità per coinvolgere un trattamento ... cosa succede se vai nella Direzione della Facilità e continui senza coinvolgere una barriera?

Ricorda cosa è successo ... Ora cambia.

Bilancia la tensione fluida e il bacino materno

Una ciotola pelvica di protoplasma

Una Quietudine centrale che ha la forma di una linea mediana nel fluido Cosa accade?

Leggi anche *Filosofia dell'Osteopatia* di A. T. Still, il capitolo sull'ostetricia (l'equilibrio delle parti molli sopra e sotto il pube).

IL BACINO PERINATALE, PARTE DUE

La Gravidanza Non Dovrebbe Essere Gestita come una Malattia.

In molte culture c'è un dramma intorno alla gravidanza che si basa sulla paura. Le persone vogliono "non avere alcun cambiamento" nella loro vita dalla gravidanza... avere un bambino, nessun dolore, e tornare ad essere la stessa persona o coppia di prima. Questo è epidemicamente vero. Le persone vogliono bambini senza che questi cambino i loro obiettivi personali e abitudini. Questo può diventare un problema in molti modi. Le paure causano test eccessivi e medicazioni e non vengono affrontate per sviluppare comfort e pace, ma piuttosto per trattare la gravidanza come una malattia. Spesso c'è fretta di tornare al lavoro dopo il parto, insieme alla scelta di non allattare e di prendere più farmaci per fermare la lattazione. Tutte queste cose influenzano il bambino. I testi medici moderni a volte affermano persino che il latte artificiale è migliore del latte materno! La gravidanza è una meraviglia naturale, e il tempo trascorso con madre natura è rinfrescante e sincronizzante. Aiuta a legare la madre alle "Maree" che incontrerà man mano che l'evento matura.

La Madre e il Bambino Condividono una Linea Mediana.

Ne abbiamo parlato nel primo corso. Far girare i bambini dipende da questa conoscenza.

Durante l'ultimo mese, i tessuti nel bacino diventano come un gel. Questo cambiamento è evidente a mani esperte. Il tessuto si scioglie in una sostanza simile al gel che può esprimere un'elasticità incredibile. Il pavimento pelvico mostra questo cambiamento almeno tre settimane prima del travaglio. Qui vediamo di nuovo un'intelligenza precognitiva al lavoro. È un'espressione del Corpo Fluido con la stessa precisione che vediamo nel trattamento. Questo è uno dei motivi per cui prestiamo molta attenzione al Corpo Fluido durante la gravidanza.

Durante l'ultimo mese appare un 'Canale del Parto'.

Di solito pensiamo al canale del parto come a un passaggio anatomico nei tessuti della madre. Bene, dai un'altra occhiata e vedi se non riesci a percepire una forma nel Corpo Fluido settimane prima che il bambino si impegni o che inizi il travaglio. Mentre tieni il bacino come una ciotola d'acqua, piuttosto che un luogo anatomico, sentirai una forma curva sul lato sinistro o destro della ciotola pelvica. Questo è lo spazio che si apre per facilitare il passaggio del bambino ... apparentemente il bambino percepisce questo e segue questo passaggio come una Direzione della Facilità durante la nascita.

Ancora una volta ... precognizione da parte del Corpo Fluido. Questo passaggio LOA o ROA può essere previsto osservandolo.

L'Accensione per il Travaglio viene dalla Lunga Marea.

Quando ho scoperto questo, ero stupito ma non sorpreso. Il mare intorno a noi è una presenza potente e intelligente. Tutte le culture native rispettano questa saggezza. Sutherland ne era sicuro. Blechschmidt lo indica indirettamente. La Lunga Marea arriva dall'orizzonte ed entra nel bacino ... Mentre lo fa, c'è grande fuoco e serenità... l'utero prende fuoco e Neutro ... una settimana o più prima del travaglio. Alcune madri sentono questo e alcune hanno un piccolo "falso travaglio."

Questo può essere percepito se la madre è spiritualmente consapevole o ha ricevuto meditazioni sulla Lunga Marea ... è una relazione normale con la natura, e averla può dare grande fiducia a una madre.

La Madre e il Bambino possono comunicare telepaticamente durante ltravaglio.

Qui di nuovo c'è più Direzione della Facilità per i partecipanti ... sapere "come sta il bambino" è rassicurante.

Ecco un perfetto esempio del principio osteopatico spesso ripetuto "Dobbiamo imparare a comunicare e cooperare con le leggi naturali ... non quelle create dalle mani umane."

Il Dr. Still intendeva ogni parola. Ha vissuto questo, così come i miei preziosi insegnanti, che si sono sforzati di non imporre forza alla mente già al lavoro, per il paziente e il medico interiore.

Con apertura possiamo imparare questi modi, anche se la cultura in generale è separata dalla "mano che la nutre."

Sutherland, nel 1948, vide molto chiaramente il suo rapporto con la Marea, questo dopo 50 anni di sforzi. Che amore persistente deve aver infiammato il suo cuore. Quel poco che sappiamo è sufficiente per iniziare a "provare e fidarsi" della Marea ... come? Facendo finta che i principi funzionino. Applicali con fiducia nell'eredità che ci ha portato qui. Come disse Sutherland, i risultati sono "misteriosi." Quando i tuoi pazienti ti dimostreranno l'osteopatia, inizierai a crederci.

Abbiamo discusso il trattamento postpartum delle importanti suture nel primo corso di pediatria. Il bacino postpartum è trattato con gli stessi principi del bacino prenatale.

IL BACINO

Pratico

I pazienti si siedono come facevano nell'approccio indiretto. Le mani sono posizionate come prima.

Non si affrontano forze del tessuto ... dovrebbero essere un gel per diverse settimane ancora.

Percepisci solo la Zona B.

Aspetta ... al Luogo di incontro del Terzo Livello di Quietudine.

Quando i tuoi sensi saranno trasmutati, vedrai o sentirai la linea mediana attraverso il bacino ... aspetta.

Si verificherà un evento terapeutico di grandi onde ampie ... Non seguire da vicino.

Al punto finale ci sarà la sensazione che la Respirazione Toracica stia attraversando il bacino.

Amen.

MEDITAZIONE

Questa meditazione è reale. Ti aiuterà molto a vedere un cambiamento in te stesso.

Siediti in modo ordinario, accanto a un bambino o un adulto.

Sii rilassato, non rigido.

Percepisci la persona accanto a te.

Percepisci il mare intorno a entrambi, tutto.

Ora, poni tutta la tua attenzione su il mare.

Cosa accade?

Di solito, si percepisce la trasparenza della persona e del mare passando attraverso.

Questo è il Luogo di incontro e ti centrerà.

Non Dovresti Trattare un Bambino come un Adulto, Ma Dovresti Trattare un Adulto come un Bambino

Più il Bambino è Malato, più Facile è il Trattamento

Cosa Sta Guardando il Bambino in Te?

IL DESERTO NEUTRO

Tutti questi esistono come “luoghi” nella Totalità di un bambino.

1. Salute ... il progetto embrionale
2. Trasmutazione ... le forze di morte e rinnovamento
3. Amore ... il movimento della creazione nell'eternità
4. Neutro ... il punto di nullità

Ognuno ha caratteristiche definite che ci aiutano ad apprezzarli e iniziare a comprendere il paesaggio della guarigione nei bambini.

La Salute è l'eternità incarnata, trasparente all'amore, con un'identità centrale nel movimento della Totalità. Il Mistero della Salute è la sua saggezza infallibile, sia nel design che nell'intenzione. Sembra qualcosa che cresce dentro il bambino, con precisione vorticosa.

La Trasmutazione è il cambiamento di una cosa in un'altra, senza il processo di trasformazione ... un cambiamento immediato dell'essere. L'intero paesaggio cambia. Questa è una forza terapeutica.

L'amore è Divino. Un respiro che tocca e dissolve ogni separazione, attraversando tutto come se fosse trasparente. L'“Io” che è tutto come Sé.

Il Neutro è un punto di disponibilità dove le forze del Respiro della Vita entrano per un'intenzione specifica, avvolto da un velo di sacralità, un Luogo di incontro per lo sviluppo e la guarigione. Nel trattamento dei bambini, la consapevolezza di questo “luogo” è vitale per una piena potenza terapeutica. Questo Neutro nei bambini è sempre presente, anche nei sistemi frantumati.

Questo luogo di Neutro sembra un deserto ... vuoto e arido tranne che per una sensazione di crepuscolo e nudità. Sembra un deserto notturno illuminato solo dalla luce delle stelle. Un luogo di nudità, non un vuoto ... c'è una sensazione di deserto e luogo.

Il bambino non ha un'immagine di sé o egocentrismo... il bambino è trasparente alla presenza Divina senza filtri.

Il Neutro del Deserto vuoto è privo di intenzione o volontà ... per questo motivo, il Neutro del Deserto si sente molto diverso da un Neutro di Quietudine Dinamica negli adulti, che è oscuro e denso e meno rarefatto, perché gli adulti hanno "osservatori" che ispessiscono il Neutro che sembra una quietudine oscura e densa ... a differenza del sottile vuoto di una superficie desertica ...

Venire in questo distinto "luogo" e capire che è un Luogo di incontro nel bambino, un'attività specifica dell'essere per il bambino, venire qui ci aiuta a "vedere", e mentre "vediamo il veggente che vede" ... ci trasmutiamo e siamo portati in una consapevolezza che ci sincronizza nella Totalità, e un trattamento si verifica. Questo Neutro è al di là della maggior parte di noi, e quindi sembra "strano" ... ma siamo adulti.

Quando le forze terapeutiche entrano, sembra che stiamo cadendo. L'aria si riempie e la terapeutica finisce. Quando la forza terapeutica si ritira, sembra andare "lontano" oltre le stelle, al di là della gamma di percezione adulta.

REVISIONE DEL TRATTAMENTO DEI BAMBINI

Non puoi trattare un bambino come un adulto.

La scienza della crescita e dello sviluppo basata su fatti embriologici e la linea di discendenza dell'osteopatia stabilita da Still, Sutherland e i loro studenti porta a un paesaggio comune.

La guarigione è guidata dai campi fluidi in un sistema biodinamico sotto la guida della presenza della Respirazione Primaria ... questo include il riposizionamento della forma. Il posizionamento è un evento non anatomico che fiorisce sotto l'influenza della linea mediana/dinamiche fluide esprimendo il disegno della saggezza attraverso un campo neutro di potenziale incondizionato.

Il sé che cerchiamo è nell'"altro", che, quando incontrato, pervade la nostra coscienza con la Totalità, eternamente incarnata, situata non in noi stessi ma ovunque. I bambini svelano il mistero delle cose che la mente e il cuore non possono incontrare. È possibile comprendere i bambini, imparare a rispondere al loro "mondo" e risvegliare il nostro.

NEUTRO

Pratico

La Sincronizzazione, non con il respiro della Respirazione Primaria come lo vediamo negli adulti (i bambini non hanno ritmi) ... ma con qualcosa di bello per te

... ti apre a quella bellezza ... poi l'effetto di quella bellezza cambia la tua consapevolezza ... e appare un nuovo paesaggio. Il Neutro nei bambini è meno denso della Quietudine Dinamica negli adulti ...

una più rarefatta, più morbida, argentea grigiastra.

Questo campo Neutro è trasparente ai "cieli" e alle "stelle" ... quando vediamo il campo Neutro, vediamo anche che è un'espressione di qualcosa "oltre" ... un luogo, tuttavia invisibile agli adulti, che si sa essere un Mistero. Il bambino si riempie di un flusso di grazia dal cielo e si dispiega in ulteriore crescita e guarigione.

Non è mai lo stesso due volte ... il formato è unico per le circostanze ... il trattamento è creato da una conoscenza dei bisogni del bambino che lascia umili e consapevoli dei propri limiti ... questo non è disturbante perché, come accade, c'è il Terzo Livello di Quietudine che si sente così rinfrescante che si sceglie la salute e il suo mistero.

Sincronizzazione Conversione dei sensi Nuovo paesaggio Neutro rarefatto Trasparenza

Spazio ... celestiale

Connessione tra il bambino e lo spazio sopra Riempimento

Terzo Livello di Quietudine come luogo dell'essere Abbiamo parlato dello sguardo di un bambino ...

COMUNICAZIONE

Quando arriviamo a questo campo Neutro, inizia una forma di comunicazione con il neonato, l'infante o il bambino ... Molte storie passano tra noi ... storie che si aggrappano all'eternità e al buon senso ... storie dal linguaggio dell'unità che precede il linguaggio culturale ... Questo è un sollievo per il bambino ... riduce lo stress della loro curiosità riguardo al loro ambiente, che spesso cerca di educare il bambino lontano dalla Totalità verso una somiglianza culturale ... Il linguaggio in un bambino è considerato "non sviluppato" quando in realtà c'è un primo linguaggio, e possiamo recuperare molto di noi stessi imparandolo dai bambini ... Questo è un altro motivo per cui il Neutro del Deserto è così significativo ... è il centro dello sviluppo, dell'incarnazione (crescita e sviluppo), così come dell'adattamento allo stress di questo "mondo," come presentato ai bambini dagli "adulti."

Inoltre, il senso di "io" qui e "tu" lì che ha infettato l'osservatore negli adulti non è presente nei bambini ... i bambini non possono guarire se tutta la loro energia è impegnata nell'adattamento a un ambiente "negativo", piuttosto che guarire in un ambiente che li "vede" come sono e li incontra sul loro terreno ... vuoto, privo di immagine di sé ... un luogo di Neutro del Deserto ... dove ci incontriamo tutti, senza la memoria del tempo e delle circostanze.

I bambini non possono essere trattati come adulti. Noi siamo adulti ... abbiamo bisogno del loro aiuto per "vederli" come sono ... Quando li vediamo vedere attraverso di noi in un luogo deserto dentro di noi ... iniziamo a ricordare l'eternità e diventiamo, per un secondo, come un bambino ... Loro, come tutti sappiamo, risvegliano il nostro vero io.

Possiamo trattare da questo luogo dentro di noi e apprendere i principi stabiliti dalla Marea ... principi raramente visti negli adulti a causa della sovrapposizione dell'immagine di sé ... stiamo tutti imparando cose nuove trattando in questo modo ... è umiliante e ricco e stimolante ...

RIMODELLARE IL BAMBINO

La nascita è un CV4 seguito da un EV4. Le forze del travaglio superano i 100 psi. Perché il bambino non si rompe?

100 psi su qualsiasi superficie di tessuto in un neonato causerebbero danni incredibili.

Il tessuto si strapperebbe sotto questo tipo di forza. Credo che il Corpo Fluido e il fluido nel fluido (potenza) siano in grado di resistere a queste pressioni molto più facilmente del tessuto. Siamo addestrati a pensare che il tessuto stia bilanciando lo stress, ma pensiamo anche a un'altra forza... quella della potenza collettiva della Respirazione Primaria così come alla semplice idraulica.

Una volta nato, la testa e il corpo si rimodellano secondo il progetto della Salute. Come? È noto che sia un'attività del Corpo Fluido. Lo sappiamo, eppure insistiamo a muovere le ossa, direttamente.

Il rimodellamento si completa in 72 ore, massimo. Un caput succedaneum può richiedere un po' più di tempo.

Se il Neutro non viene ottenuto, allora il rimodellamento è ritardato, e si dovrebbe sospettare un problema con il Corpo Fluido se il rimodellamento è ritardato anche solo di un giorno. Qualsiasi deformità necessita di due attività di base per guarire: l'integrità del Corpo Fluido e il Neutro nell'Intero. L'integrità del Corpo Fluido significa spinta fluida (potere di fare lavoro), accensione, una relazione con la vera linea mediana, elasticità (sei direzioni) e dinamiche del Neutro.

Nel nostro primo corso, abbiamo studiato come aiutare il Corpo Fluido a guarire attraverso l'associazione con la Quietudine interiore. Ora continueremo quello studio in modo un po' più dettagliato.

SOGLIA TRA LA ZONA B E L'OCEANO

Pratico

Disegna il Corpo Fluido e la sua falsa linea mediana.

Ora valuta:

L'opacità

La spinta fluida Il fuoco

L'elasticità ... tutte e sei le direzioni di disimpegno

Capacità per il Neutro

Tratta utilizzando la porta tra la Zona B e l'oceano.

Qual è il punto finale, come si è verificato nel tuo paziente?

SENSORIO DEL BAMBINO

I bambini vivono in un sensorio che è molto oltre il nostro.

Tuttavia, a volte possiamo percepire l'infinità di quella distanza e aspettare mentre la sostanza terapeutica scende e riempie il bambino ... su questo è scritto di più, cioè il Neutro del Deserto, che riguarda la natura unica del Neutro nei neonati.

La pratica ha esplorato l'ordine della vita e i paesaggi che attraversiamo seguendo il percorso lasciato da WGS. Lo strumento che ci ha dato, "dov'è il fulcro," non è, come sai, una lezione di fisica, ma una ricerca della causa dei paesaggi individuali ... ognuno di essi è lo sviluppo di un ramo della creazione.

La Sincronizzazione riguarda la bellezza ...

Ma ora cominciamo a vedere che c'è un terzo livello di Quietudine che è il livello fondamentale della vita nella "casa sotto il mare" ... i bambini si sentono a casa qui ...

Per noi, questo Terzo Livello di Quietudine può essere ricordato ... e come tale, diventa la nostra Zona C ... la sincronizzazione poi ci arriva dal bambino che rompe l'incantesimo dell'auto-centratura e converte i nostri sensi, così vediamo una Totalità di amore e sofferenza ... pervasa dalla mano della compassione.

Da questo deriva la trasparenza, e un altro tipo di fuoco terapeutico (potenza).

Abbiamo esplorato la chimica, la respirazione, le soglie e l'efficienza ... ogni livello unico nella dinamica spaziale e nel tempo.

Ora esploriamo la respirazione, la Zona B e il Terzo Livello di Quietudine come una potenziale Totalità ... un bambino respira come un Intero ... le Zone B e A formano una risposta singolare alla creazione ... la Respirazione Toracica e la Respirazione Primaria co-emergono come una funzione unica ...

La respirazione toracica è potente come una Marea, così come la Respirazione Primaria senza ritmo ... si permeano a vicenda ...

Mentre lavoriamo su noi stessi oggi, noteremo la nostra Respirazione Toracica e la Zona B ... vediamo cosa accade!

Poi un'osservazione pratica delle diagnosi per A e B ... quindi utilizzare il Terzo Livello di Quietudine per avviare un processo terapeutico ... in B.

Più tardi vedremo il fuoco ...

MEDITAZIONE

La Respirazione nei Bambini Non è Come Quella in un Adulto

L'osservazione della nostra stessa respirazione può aiutarci a comprendere i bambini. La nostra Respirazione Toracica e il ritmo respiratorio primario cancellano il semplice respiro che è unito e sacro in noi.

Questo semplice respiro è legato alla Salute, così com'è in noi.

Mentre osserviamo il nostro respiro, possiamo entrare nel Luogo di incontro ... un Terzo Livello di Quietudine nel mare intorno a noi e attraverso di noi. Qui è dove siamo incontrati dall'eterno in varie "forme" ... il padrone di casa, il respiro embrionale, la dispnea che precede l'incontro.

In Pediatria Uno, c'era un feedback che mentre ci stabilivamo in questo Luogo di incontro c'era "paura." Cos'è la paura? Cosa la cambia?

La paura è il fulcro centrale dell'ego (nel senso occidentale) ... Mentre scendiamo nell'oscurità del subconscio, i sensi ricevono sempre meno stimoli ... fino a non averne più.

Qui è dove entra anche la paura, come una varietà di pensieri ed emozioni spiacevoli. Questo è il contenuto del tuo subconscio. È sempre lì ed è ora svelato ... nella nostra cultura siamo costantemente alla ricerca di stimoli per la gratificazione dell'ego. Ora che non abbiamo stimoli, si scatena l'inferno nel tentativo di catturare un significato materiale. L'ego si sviluppa nel nostro cervello come sinapsi ... ora continuano a sparare, anche quando non sono chiamate ... si scopre che non si è liberi. Quella libertà risiede nella capacità di essere Neutro e nella libertà di scegliere quale evento entrare o non entrare. Questa è la base de *La Divina Commedia* di Dante.

Questa paura finirà una volta che la vedremo come "non me" ... anche se a volte ci siamo dentro e la scegliamo. Questa non è la Salute, non è il proprio sé superiore, non è il Cristo interiore; è semplice "paura" ... di perdere la propria identità, come costruita dall'ego, nella sinapsi cerebrale dell'infanzia.

Quando l'osservatore vede che questa paura non è la Salute ... allora l'osservatore si approfondisce, e si può riposare nel Luogo di incontro. Chiediti, quando sei pronto, se possiamo, da adulti, amare come fanno i bambini ... e perché è così, perché?

Mentre vediamo il respiro ... ci muoviamo più profondamente nella facilità ... e nel Neutro.

Poi arriviamo in un luogo tranquillo e aspettiamo.

Poi siamo trasmutati, e ci risvegliamo in un nuovo paesaggio.

Riesci a notare il momento in cui sei trasmutato in una nuova persona?

Ci sono diversi libri che possono aiutare:

Into the Silent Land, Martin Laird

UNA MEDITAZIONE PER LE DONNE PRENATALI

Vai fuori e ascolta, il più lontano possibile.

L'aria intorno a noi è fluida; c'è un movimento che passa attraverso quel fluido lentamente.

Sdraiati, guarda l'albero sopra di te ... poi osserva lo spazio tra i rami e le foglie, e aspetta.

Forse le tue pazienti in gravidanza possono connettersi con la natura in questo modo ed essere più consapevoli della Totalità del parto.

CITAZIONI DA BAMBINI DI SETTE A NOVE-ANNI

Nel 1979, un'insegnante di danza di New York, che trascorreva l'estate nella campagna del Maine, mi disse che durante i suoi trattamenti poteva sentire i movimenti fluidi e caldi. Questo accadeva regolarmente dopo i suoi primi tre trattamenti. Insegnava ai bambini a danzare ed esprimere fluidità nel movimento. Si chiedeva se i bambini potessero naturalmente percepire ciò che noi chiamavamo Respirazione Primaria.

Ha organizzato un esperimento. Ha chiesto ai bambini di sentire dentro di sé e riferire ... non è stato detto altro.

I risultati sono i seguenti:

"Sembrava un mare di molte persone che stavano litigando su me."

(Joanna, classe 3)

"La mia immaginazione lavora con il corpo intero e sembra strisciare sull'erba."

(Jason, classe 4)

"La mia sembra un cervello, si sente come un grande cerchio nella mia testa."

(JoAnn, classe 2)

"La mia immaginazione è come una macchia. Cambia forma, dimensione e colore. Se potessi sentirla, sembrerebbe scivolosa e spugnosa. Raccoglie idee e le comprime in un'unica idea. La sistema in modo che sia il meglio possibile e la invia alla mia mente. La mia mente la invia alle mie mani, e io la realizzo."

(Alan, classe 4)

"Sembrava che qualcuno fosse in una barca. Sembrava che fossi in una barca."

(Daniel, classe 3)

"La mia immaginazione cambia di minuto in minuto. Ora è nel mio stomaco."

(Jacob, classe 2)

"Apertura e chiusura."

(Ryan, classe 2)

"La mia mente ha molti pensieri. Oggi il suo pensiero è un uccello. Non un uccello qualsiasi però!"

(Erin, classe 4)

"Fuoco blu, fuoco feroce."

(Dale, classe 4)

"Non posso entrare nella mia mente senza andare da un lato all'altro. È così ventoso. Scopro che il vento è ondulato e ha vitamine speciali per raccogliere le cose."

(Renee, classe 3)

"Se è intrappolato, sembra che stia per morire."

(Amy, classe 4)

"Wee-hee-hee-hee-hee-hee."

(Keith, classe 4)

"Vuole essere libero. Non vuole essere in un'area chiusa. Gli piace essere solo una piacevole brezza estiva."

(Jennifer, classe 4)

"Libertà!"

(Nicholas, classe 4)

"Molto molto ondulato."

(Angela, classe 4)

"Sembra che ci sia un sacco di acqua nella mia testa, che gira intorno.

Sembra che i pompieri stiano spruzzando acqua nella mia testa."

(JB, età 7)

Se i bambini possono sentire il "Corpo Fluido" e osservarlo, allora dobbiamo stare attenti a riconoscere e onorare le loro sensibilità e i loro doni naturali. I bambini sono invasi da molte buone intenzioni ... pertanto, è importante l'educazione di noi stessi e dei genitori.

PUNTI CHIAVE

I bambini non dovrebbero essere trattati come adulti. Lascia che la Salute nel bambino ti centri.

I bambini non hanno ritmi a meno che non siano indotti dall'operatore. I bambini non hanno né anatomia statica né parti.

La Totalità è una realtà che deve essere affrontata senza compromessi.

Vedere le dinamiche terapeutiche naturali della Totalità in un bambino, piuttosto che riorganizzare le parti, può essere fatto solo se si è centrati dal bambino.

Erich Blechschmidt, un noto embriologo, afferma che il processo di crescita e sviluppo è un mistero conosciuto solo dall'embrione; ciò significa che è conoscibile, ma solo da certi stati dell'essere.

La trasparenza di un bambino irradia un mistero di amore e bellezza.

La Salute che tutti desideriamo vedere è completamente vista quando la vediamo vederci.

L'Eternità passa nella nostra mente temporale e ci recentra nella Salute.

La bellezza che vediamo, anche nella più grave delle sofferenze, è il luogo dove si può vedere il movimento del mistero che chiamiamo terapeutica. Imparare a essere “centrati dalla Salute” del bambino è come guardare negli occhi di un grande e bellissimo amore ... il bambino, non importa quale grado di sofferenza stia vivendo, è trasparente alla sua vera natura ... Gli adulti perdono la capacità di sentire l'amore Divino e si concentrano sull'allontanarsi dalle loro lesioni ... ma l'essere di un bambino è un luogo di dimora dove amore e sofferenza si fondono l'uno nell'altro, lasciando la presenza del bambino inalterabile, anche se fisicamente ci sono gravi deformità ... questa presenza è il poter che ti centrerà.

La mente deve essere neutra ... non attiva, desiderosa di sapere ... non passiva, desiderosa di arrendersi ... ma neutra, senza volere o aspettare ... vuota di qualsiasi obiettivo, anche quello di Neutro ... ricorda il protoplasma in neutro ... inattivo ... sostanziale senza formato ... poi qualcosa entra.

Essere Neutro è innaturale per una mente istruita, o per chiunque abbia bisogno di avere controllo.

Lo sguardo di un bambino passa attraverso di loro, non da loro ... mentre entra nel vuoto della tua mente Neutra ... ci sarà una profondità toccata in te che sembra il fondo di un pozzo profondo ... questo luogo è ciò che chiamiamo il Luogo di incontro ... una volta che l'incontro avviene ... è seguito da un senso di nuovo essere. Mantieni questo durante tutto il trattamento ... perché mantenerlo? ... Perché le tue vecchie abitudini lo offuscheranno ... Più tardi, verrà più facile e richiederà meno disciplina per rimanere con la bellezza e la "nuova mente," che è la tua salute.

Mettiamoci al lavoro e poi condivideremo le nostre osservazioni sull'"osservatore" e sugli "osservatori" in noi stessi ... ricorda, stiamo studiando la mente Neutra e l'effetto della salute del bambino su di noi.

RESPIRAZIONE NEI BAMBINI E NEGLI ADULTI

La nostra percezione del respiro, come funzione nel campo craniale dell'osteopatia, è sempre stata che ci sono tre respiri fondamentali: la Respirazione Toracica o Secondaria, la Respirazione Primaria e il Respiro della Vita.

La respirazione toracica è un evento metabolico che inizia al concepimento e non è un evento meccanico, ma piuttosto fisiologico. È molto più del diaframma, dei polmoni e delle costole. È fuoco metabolico intracellulare. Ci riscalda e, come vedremo, ha potere terapeutico. Sutherland inizió il suo percorso apprezzando molto di più la Respirazione Toracica di quanto comunemente insegniamo. La sua scelta del quarto ventricolo per un CV4 era perché il suo obiettivo nel trattamento era portare il movimento della Respirazione Toracica a un Neutro altamente raffinato, dove il respiro era quasi fermo. Vedeva questo Neutro della Respirazione Toracica come un indicatore primario che i fluidi, specialmente i linfatici, erano liberi di trovare l'omeostasi. Rileggere i suoi commenti è fonte di ispirazione. Nei bambini, abbiamo scoperto che la Respirazione Toracica ha una potenza terapeutica transmutativa, qualcosa che esploreremo nel corso del prossimo anno.

La Respirazione Primaria è caratterizzata da un periodo di inspirazione e un periodo di espirazione (Sutherland). La Respirazione Primaria ha una varietà di ritmi. I ritmi comuni sono da due a tre cicli al minuto e 100 secondi per ciclo. Nel ritmo di due-tre cicli al minuto, il periodo di inspirazione e il periodo di espirazione durano ciascuno 12 secondi ... l'intero ciclo è di 24 secondi, ovvero due cicli e mezzo al minuto.

Il ritmo della Lunga Marea è di 50 secondi per il periodo di espirazione e 50 secondi per il periodo di inspirazione, l'intero ciclo essendo di 100 secondi (Becker).

L'impulso ritmico cranico della Lunga Marea non è considerato un ritmo, perché è lo stesso della Respirazione Toracica ed è altamente variabile... è considerato da molti un ritmo non terapeutico. Questa visione non è apprezzata da tutti e necessita della tua esplorazione personale per verificarne la validità.

Come ricorderai, durante la terapeutica negli adulti, la fase di inalazione è prolungata e la fase di espirazione è silenziosa. Questo fenomeno dimostra che i ritmi non sono presenti mentre la trasmutazione è in corso, e che quando il periodo di trattamento sta finendo, arriva un Punto di Quietudine che annuncia un nuovo Neutro, che sta arrivando. Il Punto di Quietudine è l'apice del periodo trasmutativo ed è seguito da un Neutro a un livello più profondo rispetto al Neutro iniziale. Anche il ritmo rallenta, così che il Neutro iniziale spesso respira più velocemente del Neutro al punto finale, dopo che la trasmutazione avviene.

Questo cambiamento verso un ritmo più lento indica una maggiore Totalità, un Neutro più profondo che è più stabile e con risultati terapeutici migliori.

Alla fine, arriviamo a un Neutro senza ritmo ... solo una costante Quietudine Dinamica che aleggia nel fluido indefinitamente. Questa è la Respirazione Primaria, ma il respiro di inalazione ed espirazione è diventato "senza respiro e fermo" ... non come nel Punto di Quietudine, ma come uno stato dell'essere che persiste.

Quindi ... abbiamo molti livelli di Neutro che possono apparire in relazione a ciò che chiamiamo Respirazione Primaria ... ognuno con un paesaggio unico di dinamiche temporali e spaziali.

Gli adulti dimostrano costantemente fulcri separati per la Respirazione Toracica, la Respirazione Primaria e il Respiro della Vita. Abbiamo quindi presunto che questo sia vero anche per i bambini. Vediamo anche che la potenza di trasmutare è esclusiva del potere della

Respirazione Primaria negli adulti. Non vediamo una potenza che possa trasmutare collegata alla Respirazione Toracica negli adulti. E il Respiro della Vita raramente consuma il paziente adulto in una guarigione miracolosa che sfida le leggi naturali, come le abbiamo teorizzate nella nostra professione.

I bambini non seguono il quadro degli adulti ... l'unicità delle loro dinamiche respiratorie primarie ci induce a fermarci mentre iniziamo a testimoniare l'abisso tra essere un bambino ed essere un adulto. Stiamo imparando a ripensare ciò che sappiamo e lasciamo che la nostra neutralità ci guidi ulteriormente, usando la nostra ignoranza come mezzo per diventare costantemente Neutri e liberi di osservare "leggi non create da mani umane" (A. T. Still).

BAMBINI E DINAMICHE RESPIRATORIE PRIMARIE

Una volta che la nostra percezione è "centrata dalla Marea" ... il mondo appare molto diverso rispetto a quando è "sotto il nostro potere" ... la citazione che leggiamo dal Dr. Still riflette la sua vita interiore più intima. La sua percezione era cambiata, e come disse, "Ci sono soli dove non hai mai visto una stella."

La Marea guarisce i nostri pazienti ma guarisce anche noi. Le scorie cadono via. Le squame che velano i nostri occhi vengono rimosse, e i nostri sensi iniziano a muoversi come un unico senso, liberi dalla schiavitù dei nostri ego e da tutto il dolore e l'isolamento che ne derivano.

Poiché la Marea ci ha aiutato a vedere i bambini più chiaramente, è diventato evidente che c'è una vera Unità e Totalità in un bambino sano. Mi ha sempre affascinato che i maestri spirituali riconoscano la necessità per i "cercatori" di diventare come bambini ... Cristo, che è sempre stato un grande guaritore, ammoniva ripetutamente i suoi discepoli e i rabbini a vedere questa verità ... a diventare come bambini, così da poter trovare il paradiso dentro di loro: "In verità vi dico, se non vi convertite e non diventate come i bambini, non entrerete nel regno dei cieli" (Matteo 18:3, Versione di Re Giacomo).

La Respirazione Toracica, la Respirazione Primaria e il Respiro della Vita hanno un solo fulcro. Condividono una sola potenza. Hanno ritmi diversi (a volte), ma come foglie diverse su un unico ramo, sono mossi come una Totalità dai venti della creazione.

Il nostro primo esercizio pratico di oggi riguarda il riunire la Totalità del respiro. Quando un bambino subisce un intervento chirurgico, molto spesso separano la Respirazione Toracica dall'unico fulcro che condivideva precedentemente con “tutto il respiro.” Il sintomo principale di ciò è spesso un cambiamento percettivo nel bambino, una sensazione di distanza ... guarda nei loro occhi, e vedrai che si sentono “persi,” separati dalla Totalità ... diventano confusi e “appiccicosi.”

Spesso una semplice risincronizzazione della Respirazione Toracica, facilmente eseguibile, produce cambiamenti percettivi immediati e duraturi. Nella mia pratica, stavo trascurando questa facile diagnosi perché pensavo che la Respirazione Toracica e la Respirazione Primaria fossero funzioni separate con potenze e fulcri separati ... questo non è vero nei bambini.

Ora mi chiedo quanti bambini autistici e percettivamente fragili stiano perdendo questo collegamento, e se stiamo trattando in modo troppo complesso in alcuni casi... Raccomando che, nei vostri bambini con difficoltà percettive, esploriate questo beneficio della risincronizzazione attraverso il diaframma e vediate se risolve alcuni dei dilemmi che affrontiamo.

IL PAZIENTE NELLA SUA INTEREZZA

Pratico

Con le mani sulla linea mediana posteriore del diaframma, sincronizzatevi con la respirazione o la dispnea e osservate l'Intero paziente... cosa accade?

I bambini si trattano più velocemente e più facilmente, poiché gli adulti hanno una divisione nel loro fulcro. Più più tardi.

RESPIRAZIONE E BAMBINI

Abbiamo preso la nostra comprensione della Respirazione Primaria negli adulti e abbiamo cercato di imporla ai bambini.

Dobbiamo iniziare a lasciare che lo stato normale di un bambino ci insegni. Dobbiamo ricominciare come comunità e condividere le nostre opinioni, costruendo una nuova immagine di cosa sia la Respirazione Primaria e cosa significhi nel trattamento dei bambini.

Ci sono due respiri distinti nei bambini.

Uno è l'espressione unificata della Respirazione Primaria e della Respirazione Toracica.

L'altro è il Respiro della Vita.

Un movimento totalmente pieno d'amore, auto-svuotante e dolce che riempie il bambino dalle "stelle."

Quando ho visto per la prima volta questa realtà, la contraddizione che presentava al mio modello di Respirazione Primaria era acuta e incessante.

Ho visto questa unità come un faro di speranza per tutti. In quel momento il vecchio è morto ... la nuova comprensione aveva così tanto senso ...

La Totalità è la parte più piccola di un bambino.

Se la Respirazione Primaria e la Respirazione Toracica sono una cosa sola nei bambini, e il Respiro della Vita è l'"altro respiro" ... allora ciò che notiamo è che la Respirazione Primaria e la Respirazione Toracica sono create dal Respiro della Vita come una singola potenza ... co-emergono, continuamente. Vediamo anche che questa singola forza terapeutica nei bambini è molto più profonda di quanto si veda negli adulti, almeno in quelli malati che trattiamo.

Se ciò che ho visto è vero ... allora come mai vediamo due

aspetti ... la Respirazione Toracica con un tasso di espressione e la Respirazione Primaria con un altro...?

Prima di tutto, unità non significa che tutto si muove con lo stesso ritmo.

In secondo luogo, se osservi un albero al vento, vedrai rami e foglie muoversi a velocità diverse, e alcuni non muoversi affatto, ma tutti sullo stesso fulcro, l'albero—ogni movimento individuale ha un piccolo fulcro ma sotto la guida del grande albero.

La frequenza della Respirazione Toracica è ovviamente variabile, ma osserva un bambino che dorme per comprendere questa realtà. Trasparenza e santità sono evidenti. I bambini che dormono cadono profondamente nel loro Neutro.

Durante il Neutro, il normale si presenta ai nostri sensi. Ci sentiamo meravigliati, commossi.

In questa trasparenza, i nostri sensi sono purificati dalla polvere dell'interesse personale, e vediamo nel momento ... vediamo la lunga leva del Respiro della Vita ... entrare nel bambino da un luogo oltre le stelle e oltre lo sguardo di un adulto. Il Respiro della Vita sta restaurando, accendendo e guarendo ... a volte tutto in una volta ... a volte in momenti diversi ...

Lentamente, ci rendiamo conto che i bambini vivono in Neutro.

Sono così diversi dagli adulti che dobbiamo ricominciare a pensare osteopaticamente a quale sia il loro stato normale.

RESPIRAZIONE TORACICA E RESPIRAZIONE PRIMARIA NEI BAMBINI

La Respirazione Toracica e la Respirazione Primaria iniziano al momento o prima del concepimento.

Si muovono come un ramo di un albero, un fulcro a due ritmi. Guarda le foglie e i rami di un albero nella brezza e vedrai cosa intendo.

Quando i bambini si lesionano, si lesionano come un intero, e spesso questa relazione, questa unità del respiro, rimane. Quindi controlliamo questo. Si spera che sia come dovrebbe essere.

Se i respiri sono separati, dovrebbero risincronizzarsi mentre l'intero della Zona B diventa Neutro. Questo può essere facilmente apprezzato. Quando la Respirazione Toracica si muove in una profonda inalazione (grande sospiro), anche la Respirazione Primaria fa una grande inalazione. Questo aumento è automatico.

Se ciò non accade quando la Respirazione Primaria si riequilibra e si espande, allora fai respirare il bambino nello stesso momento in cui la Marea si espande. Questo resincronizzerà il sistema. Se no, annotalo. È importante (questo principio è stato utilizzato da WGS ed è chiamato aumento del respiro). Questo aiuta la Zona A e la Zona B a riunirsi come un unico movimento in cui A si trasmuta.

IL PRIMO RESPIRO

Il primo respiro di un neonato è sempre stato un momento di meravigliosa bellezza e sollievo.

Nei testi di pediatria ci sono molti punti notevoli di valutazione e rimedio che si dovrebbero già conoscere.

Questo commento, quindi, riguarda i segni vitali osteopatici relativi a questo primo respiro e come esso crea slancio per le problematiche di salute presenti e future. Poco è scritto su questo argomento, ma l'insegnamento orale è stato tramandato per decenni.

Di tutti i corsi a cui ho partecipato che menzionavano il primo respiro, la persona che mi ha fatto più senso è stata il Dr. Fulford. Si è concentrato sulle conseguenze a lungo termine di coloro che non avevano completato il "primo respiro", coloro che erano desincronizzati durante la gravidanza.

Il completamento del primo respiro crea slancio nella crescita/sviluppo.

La pienezza del completamento risulta in un individuo intero, allineato consapevolmente e in grado di funzionare pienamente. Queste parole, provenienti dal Dr. Fulford, erano poche e preziose. Cosa intendeva dire?

La mia comprensione, mentre parlavo con lui, si basava sulla conoscenza del percorso mistico che aveva seguito e su cosa significassero le parole "intero," " individuo," " allineato consapevolmente," e " libero arbitrio" nel linguaggio sacro. I bambini sono straordinariamente completi, interi e liberi. Si sviluppano dal progetto della vita stabilito al concepimento. Affinché lo sviluppo si dispieghi continuamente, si deve avere un fulcro ben stabilito per la Respirazione Primaria, la Respirazione Toracica e l'accensione ... per rispondere al movimento della creazione mentre fluisce attraverso di loro.

Al momento del primo respiro, le esigenze della vita aumentano notevolmente ... l'accensione crea più fuoco, la Lunga Marea è orchestrata, la Quietudine Dinamica si muove attraverso la linea mediana, e mentre l'aria si precipita nei polmoni, un respiro è fissato nel tempo mentre l'eternità arriva a riva.

Questa è la mia comprensione della Totalità che il Dr. Fulford mi ha menzionato nel 1979.

Essere un individuo, nella terminologia del Dr. Fulford, significa seguire il destino dello sviluppo, non le immagini mondane. Il viaggio per il Dr. Fulford era ascoltare l'amore dietro la creazione e seguire la sua voce. Il risultato di questo duro lavoro sarebbe diventare ciò per cui Dio ci ha creati, non ciò che la nostra genetica e il nostro ego potrebbero sovrapporre.

Il primo respiro stabilisce la memoria e l'unità vitale che porta il nostro nome. Se il primo respiro è debole, la nostra lotta per conoscerci potrebbe essere prolungata e la maturità spirituale ritardata, prolungando il senso di isolamento dal Divino in noi stessi.

Essere consapevolmente allineati significa, nel contesto del suo lavoro, essere consapevoli della volontà Divina, avere un bisogno istintivo di essere in presenza di amore e perfezione.

Il libero arbitrio, come diceva il Dr. Fulford, è quando non si è schiavi di abitudini o credenze. Si è liberi di essere spostati dal movimento della mano del creatore. Si è liberi di alleggerire il carico della sofferenza del mondo. Si è distaccati, imparziali verso tutto, e reattivi al dispiegarsi dell'amore di Dio. Questo non è un andare "a casaccio" con l'amore... è amore che incontra amore senza un risultato preconcetto. È l'assenza di paura di fronte alle proprie lesioni.

Nella vita Biodinamica, il primo respiro è relativo.

Il primo vero respiro è al momento o prima del concepimento. Ovviamente, la Respirazione Toracica (scambio metabolico di O2) inizia molto prima della nascita.

La presenza della Respirazione Primaria che guida il concepimento è un principio Biodinamico che emerge sia dall'osteopatia che dall'embriologia.

Il respiro della nascita è il primo respiro terrestre, e idealmente innesca la respirazione toracica, primaria e l'accensione a muoversi insieme come uno.

Pensa alla capacità della Zona B di svolgere il suo lavoro, di realizzare il dispiegarsi del progetto della vita, se il primo respiro è desincronizzato e indebolito.

Il primo indizio di ciò, se non sei addestrato a vederlo attraverso le dinamiche del Corpo Fluido, è la lentezza nel rimodellamento della testa dopo la nascita. Questo dovrebbe essere un campanello d'allarme che c'è un problema nel nucleo. Al concepimento, l'immagine Divina è insufflata nel protoplasma

(argilla). L'immagine perfetta è creata; la chiamiamo Salute. Questo è un punto di riferimento per la normalità che è indispensabile per la guarigione e lo sviluppo. Senza questo, la vita non avanza, ma decade. Il protoplasma è la prima sostanza modellabile che può contenere un'immagine, e l'immagine è infallibile nel suo tempismo e nella geometria dello sviluppo. L'iscrizione è immortale.

Questo potrebbe essere chiamato il primo respiro assoluto.

La riflessione su questo supera la storia scritta della vita umana.

Ognuno di noi deve riflettere su questa verità alla luce dei risultati clinici e personali che sperimentiamo giorno per giorno nel nostro lavoro.

Nascita

Fuoco, accensione, O_2, Quietudine Dinamica... Respiro della Vita
Il bambino, un respiro ... l'incarnazione si dispiega.

LA TOTALITÀ

In nessun altro luogo il principio sopra esposto si manifesta così facilmente come nella scienza del trattamento osteopatico dei bambini.

Sappiamo che la crescita e lo sviluppo di un bambino sono un movimento di Totalità; l'Intero si dispiega come una singola forma.

Quello che vediamo nel trattamento non sono i sistemi che valutiamo per le tappe fondamentali, che sono così spesso usate come porte diagnostiche per determinare la normalità nei bambini. Quello che vediamo, e che ci interessa, è la causa di queste tappe fondamentali—ciò che rende un bambino "puntuale" nel raggiungere le tappe di crescita e sviluppo.

Dr. Still ci ha disegnato un quadro di questo, così come ha fatto il Dr. Sutherland. La loro visione fondamentale di normalità non si basava su altro che su ciò che le loro mani riportavano riguardo a questa Totalità.

Dr. Still commentava spesso che l'osteopatia non è in un libro. Allora, dove si trova? È un'arte ... una abilità percettiva ... di cosa? ... Per capire la normalità ... cos'è normale? ... Certamente non le lesioni. Siamo chiamati a vedere più dell'anormale ... siamo chiamati a vedere qualcosa di molto più importante. Siamo chiamati a vedere il normale. Perché il Dr. Still direbbe che la nostra abilità deriva dalla comprensione del normale? Cosa ha a che fare conoscere il normale con l'abilità? Conosci il normale, trova la Salute. Che base unica per la guarigione.

Nella prima edizione di Magoun's *Osteopatia nel Campo Craniale,* WGS apre con un'immagine del normale, sia sua che del Dr. Still.

Dr. Still descrive una "intelligenza suprema che si muove nel liquido cerebrospinale, e fluisce verso ogni cellula, portando ordine (funzione e forma perfette)." Questo movimento avviene senza sistemi. Si muove come se l'Intero fosse trasparente alla sua presenza.

Visualizzati come una casa vuota priva di qualsiasi sistema, e vedi se riesci a sentire il movimento della creazione che entra e fluisce verso ogni cellula come un unico luogo ... come un Intero.

Dr. Lo stesso Sutherland continua a fare un commento simile sul Respiro della Vita che passa attraverso, portando fuoco (accensione) all'Intero.

Questi insegnamenti di Still e Sutherland sono straordinariamente simili a quelli del Dr. E. Blechschmidt mentre descrive una forza misteriosa che biodinamicamente crea la Totalità della crescita e dello sviluppo, portando forma e funzione a ogni cellula (biocinetica).

Nel 1953 *OCA Journal,* Thomas Schooley dipinge un'altra immagine della stessa natura nel suo articolo sui fulcri. È sorprendentemente chiaro.

Nella Biodinamica del trattamento dei bambini, ci limitiamo alla disciplina raccomandata dai nostri insegnanti. Questo è difficile ... è più facile sentire le lesioni e fare impegni somatici ... ma la teoria è sbagliata ... i bambini non guariscono tramite forze somatiche o del sistema nervoso centrale. La guarigione è orchestrata dalle stesse forze che causano la crescita e lo sviluppo ... i campi embrionali ... i movimenti metabolici della Respirazione Primaria ... al livello più essenziale, c'è una Totalità pervasa dal Respiro della Vita, che porta ordine, saggezza ed esistenza a ogni essere.

La Totalità, e la sua trasparenza al Respiro della Vita, è tutto ciò che i bambini hanno come terapeutica ... non guariscono a pezzi. Lavorare sui pezzi è popolare, ma lavorare con la Totalità è molto più efficace.

Essere consapevoli della Totalità non è facile per un adulto.

Dobbiamo permettere ai nostri sensi di convertirsi a un nuovo paesaggio.

Questo è difficile perché i nostri intelletti e i nostri ego vogliono il palcoscenico. Potrebbe richiedere dai 15 ai 20 anni di pratica per guarire questa ideazione egocentrica in noi stessi.

Ma!

I bambini risvegliano questo in noi! Se siamo nel posto giusto per incontrare un bambino ... l'effetto della loro presenza su di noi è abbastanza potente da cambiare la nostra coscienza.

Si percepisce questo nella mente e nel corpo come una sorta di semplice movimento e apertura. In Pediatria Uno, abbiamo parlato del Luogo di incontro, una stanza dove aspettiamo. È facile perdere questo luogo, scivolare indietro a un altro livello di Quietudine e pensare di essere al Luogo di incontro. Ti avverto di non pensare che questa sia un'abilità che si acquisisce facilmente. Dobbiamo vedere cosa ci incontra e vedere la conversione in noi stessi, direttamente ... mentre siamo toccati e guariti in noi stessi.

Questo grande principio dell'osteopatia, il principio della Totalità, non è solo parole da ripetere ... toccare e essere toccati dalla Totalità significa comprendere la profondità di ciò che i nostri insegnanti hanno trasmesso nell'arte dell'osteopatia. Questo può essere perso se non "pratichiamo ciò che predichiamo."

Come abbiamo discusso l'ultima volta ... ci sono tre livelli di Quietudine che conducono a questa stanza; nella stanza ci incontriamo, poi in un lampo cambiamo.

Ora iniziamo "Il Trattamento dei Bambini." Iniziamo con la Totalità come tema. Troveremo la stanza e aspetteremo. Vedremo la Zona A, la Zona B, e la Salute nella loro Totalità come unità separate di funzione ... poi cercheremo di vedere la normalità essenziale di cui si è parlato sopra, e ... vedere il movimento della creazione in un sistema trasparente. Questo è ciò che è necessario per aiutare i bambini a recuperare il movimento di crescita, sviluppo e guarigione. Che cosa ci colpisce così completamente che il nostro sé superiore si risveglia, vuoto di tempo e identità?

Ci sono molte risposte.

La bellezza è Totalità. Rivedi l'insegnamento su un bambino normale. Ognuna di queste caratteristiche può toccare e trasmutare una mente aperta. Quando guardi oltre la sofferenza e vedi la Salute, uno di questi aspetti può colpire il tuo cuore. Osserva e aspetta. Vedi te stesso mentre ti apri e vedi un nuovo paesaggio, vedi il tuo corpo cambiare mentre la tua mente cambia, vedi cosa ti tocca e ti guarisce. Lascia che ricordi un nome dimenticato ...

Il tuo!

Il normale esiste

La Salute esiste

La creazione è adesso

Totalità ...

Dr. Blackman: "Dr. Korr, pensi che un essere umano sia un sincizio?"

Dr. Korr: "Sì, un segmento visibile è un segmento in difficoltà."

Dr. Blackman: "Vuoi dire che è senza soluzione di continuità?"

Dr. Korr: "Sì."

Kirksville, 1967

NÉ/NÉ

Oltre le dualità della nostra logica e degli atteggiamenti razionali e raffinati c'è l'amore ... I bambini sono speciali in molti modi, ma uno che emerge chiaramente durante il trattamento osteopatico è che i bambini sono al di là di qualsiasi singola categoria di definizione.

Essi trascendono le dualità che noi, come adulti, spesso insistiamo a mantenere senza saperlo. La neutralità che il trattamento discende nei bambini è diversa dai Neutri adulti ... questo luogo grigiastro simile a un deserto non ha ubicazione, né è da nessuna parte.

Non respira né è senza respiro
Non è né creato né non creato
Non ha né forma né assenza di forma
Non si contrae né si espande
Non è né nel tempo né nell'eternità
Non nasce né muore
Non può né lesionare né guarire
Non ha né totalità né parti

BASICS NEL TRATTAMENTO DEI BAMBINI

Non sono adulti ...

I bambini non dovrebbero essere trattati come adulti. Lascia che la Salute nel bambino ti centri ...

I bambini non hanno ritmi a meno che non siano indotti dall'operatore ... I bambini non hanno né anatomia statica né parti ... questo è un fatto.

La totalità è una realtà che deve essere affrontata senza compromessi ... Still era chiaro su questo, come lo è la scienza dell'embriologia.

Un bambino è un mistero, indefinibile in termini scientifici ...

Erich Blechschmidt, un noto embriologo, afferma che il processo di crescita e sviluppo è un mistero conosciuto solo dall'embrione ... questo significa che è conoscibile, ma solo in certi stati di essere ...

Lettura consigliata: *Sein Und Werden* (Essere e Diventare), di Erich Blechschmidt, M.D. (soprattutto le pagine 89-92)

Il Dr. Becker, il Dr. Sutherland e il Dr. Still hanno tutti cercato di comunicare l'idea che la Salute può centrarci ... hanno indicato un metodo di essere che non era guidato dalla tecnica o dall'azione diretta ... una revisione della conferenza commemorativa di Sutherland del 1965 da parte del Dr. Becker è molto descrittiva. Vedere le dinamiche terapeutiche naturali della Totalità in un bambino, piuttosto che riorganizzare le parti, può essere fatto solo se si è centrati dalla trasparenza della loro natura, che irradia un mistero di amore e bellezza simile al sole.

La Salute che tutti desideriamo vedere si vede solo quando la vediamo vederci e rispondiamo senza pensare ...

L'Eternità passa nella nostra mente temporale e la ricentra sulla Salute. La bellezza che vediamo, anche di fronte alla più grave delle sofferenze, è il filo che conduce all'interfaccia con la guarigione ... bellezza che scende lungo un percorso non visibile a chi si trova ai piedi della montagna.

Mentre lavoriamo nella pratica, stiamo studiando l'arte dell'osservazione che consente al trattamento dei bambini di essere allineato con le loro esigenze, non con l'orientamento proporzionale della diagnostica per adulti.

Imparare a essere "centrati dalla Salute" del bambino è come guardare negli occhi di un grande e bellissimo amore ... il bambino, indipendentemente dal grado di sofferenza che sperimenta, è trasparente alla sua vera natura ... Gli adulti perdono la capacità di sentire l'amore Divino e quindi si concentrano sull'allontanarsi dalle loro lesioni ...

L'essere di un bambino è un luogo di dimora dove l'amore e la sofferenza si fondono l'uno con l'altro, lasciando la presenza del bambino inalterabile, anche se fisicamente ci sono gravi deformità ... questa presenza è la forza che ti centrerà.

La tua mente deve essere neutra ... non attiva, desiderosa di sapere ... non passiva, desiderosa di arrendersi o cedere ... ma neutra, non desiderosa o in attesa di nulla ... vuota di qualsiasi obiettivo, anche quello di Neutro ... ricorda, il protoplasma è neutro e sostanziale. Neutro ha un amore di inalterabile tranquillità.

Essere Neutro è innaturale per una mente istruita, o per chiunque abbia bisogno di avere informazioni che si adattino a un'idea preconcetta.

Lo sguardo di un bambino passa attraverso di loro, non da loro ... mentre entra nel vuoto della tua mente neutra, ci sarà una profondità toccata in te che sembra il fondo di un pozzo profondo ... questo luogo è ciò che chiamiamo il Luogo di incontro ... una volta che l'incontro avviene, è seguito da un senso di nuovo essere ... mantienilo per tutto il trattamento ... perché mantenerlo? ... Perché le tue vecchie abitudini lo offuscheranno ... più tardi verrà più facile e richiederà meno disciplina per rimanere con la bellezza e la tua "nuova mente," che è la tua salute e opera da informazioni che sono molto diverse dai piani di trattamento in quanto tali ... Tutto questo opera in una Direzione della Facilità ... ma non per l'ego ...

Andiamo a lavorare e poi condivideremo le nostre osservazioni sull'"osservatore" e sugli "osservatori" in noi stessi ... ricorda, stiamo studiando la mente Neutra e l'effetto della salute del bambino su noi.

Più tardi, discuteremo un'altra verità sui bambini ... non ci sono lesioni osteopatiche ossee individuali.

Percepisci il tuo Corpo Fluido e il Terzo Livello di Quietudine
Vigilanza

L'altro paio di mani è dentro il bambino
Dentro una piscina di luce liquida

IL VIAGGIO PERCEPTIVO VERSO IL LUOGO DI INCONTRO

Ci sono molte porte d'accesso al Luogo di incontro nella Casa sotto il Mare. Un metodo è il seguente:

Siediti. Posiziona le mani sul paziente senza alcuna tecnica, solo l'abitudine consueta che hai.

Poi abbandona l'abitudine e aspetta.

Apparirà un nuovo paesaggio.

Aspetta ancora un po'; il paesaggio rivelerà la sua dimensionalità.

Distacco (muoviti verso l'amore).

Aspetta. Arriverà un vuoto e poi ... Neutralità ... un fine a sé stesso, non un mezzo per "di più."

Qualcosa di sacro entra... c'è un cambiamento nel tuo essere.

Vedi la posizione nell'eternità.

Procedi con precisione e lentezza.

BAMBINI COME UNO

Abbiamo parlato di molte cose riguardanti i bambini. Sono molto universali e belli... c'è altro.

I bambini possono muovere le forze terapeutiche in una direzione che riflette una grande compassione che fluisce attraverso di loro, senza alcun addestramento spirituale. È corretto. Possono trasferire il potere terapeutico ad altri.

Sono santi naturali, portando convalida a un cuore aperto.

Esplorando il loro mondo, arriviamo a percepire che i bambini vedono universalmente tutti i bambini come un unico appendice della creazione.

C'è questo spirito redentore nei bambini che permette al trattamento di raggiungere altri in bisogno.

La preghiera redentiva è praticata nella maggior parte delle tradizioni. È una preghiera fatta per gli altri, come il digiuno per gli altri o fare penitenza per gli altri. Gandhi era ben noto per questo tipo di lavoro.

La Totalità del cuore di un bambino è oltre ciò che possiamo immaginar.

TUTTI I BAMBINI CHE NON SARANNO MAI SALVATI

Pratico

Mentre lavoriamo, apriamo lo spazio del trattamento per includere tutti quei bambini che non saranno mai trattati.

Mantieni la semplicità e vedi se questo ha qualche valore per te.

IL SENSO DI TOTALITÀ DI UN BAMBINO, IL CERCHIO FAMILIARE

L'esperienza della Totalità di un bambino è viva. Per gli adulti il ricordo di questo è svanito.

I bambini percepiscono la famiglia come una Zona B e sono intenzionati a far sì che tutti ne facciano parte. Questa Zona B la chiamiamo il cerchio familiare. Molti genitori non ne fanno parte. Non vedono i loro bambini come insegnanti. Le persone che onorano e amano il bambino come Divino entreranno nel cerchio. Non è genetico.

Quando tratti un bambino, aiuta rispettare il suo mondo. Questo significa mantenere un senso della Zona B familiare nella tua consapevolezza mentre tratti. I bambini sentono la Salute nei genitori, anche se i genitori stessi ne sono dissociati.

I bambini non smettono mai di amare i loro genitori, anche se da adulti pensano di non avere interesse per loro. Per un bambino, c'è solo una linea mediana, non tre o diverse.

Immagina che la tua linea mediana non sia "tua". Immagina una linea mediana dove ci riuniamo come uno sotto il manto della creazione e dell'amore. Perdiamo il nostro senso di essere indipendenti, soli.

Se non siamo consapevoli di queste cose, allora il bambino cercherà di guarirci.

INTEREZZA

Pratico

Quando è stata l'ultima volta che eri consapevole di questa Totalità con i tuoi genitori, con i tuoi figli o i bambini che ami? ...

Riflettici solo per un momento.

Percepisci il cerchio familiare per l'adulto con cui stai lavorando. Ricorda, contiene solo coloro che amano la persona come divina.

Ricorda che il Terzo Livello di Quietudine è la porta d'ingresso.

MANTENERE UN TRATTAMENTO

Scuotimento ... sacco peritoneale ... fluido a fluido nell'Intero.

Massaggio a 2 a 0 mm di pressione ... decompressione lungo l'asse lungo ... verso il centro del Corpo Fluido.

Vasca da bagno ... muovi il bambino per muovere l'acqua, poi lascia che l'acqua muova il bambino.

Sotto tutto il respiro c'è la dispnea

Un deserto

La grazia divina lo irriga.

IL CERCHIO FAMILIARE ... MEDITAZIONE PERSONALE

Diversi anni fa, abbiamo iniziato a lavorare con il cerchio familiare su base personale. Il cerchio familiare ha molti strati e stanze. Al centro c'è la tua Salute, la tua natura divina, perfetta e trasparente come un bambino al movimento della creazione (amore).

Il cerchio è dinamico. È un diagramma che puoi compilare ogni volta che senti il bisogno di connetterti con il tuo senso di famiglia. La famiglia di cui parliamo qui può includere o meno la tua famiglia genetica. Questa è una famiglia di amici che interagiscono con te a diversi livelli, alcuni che ti vedono nei ruoli e nelle identità e alcuni che vedono la tua salute piuttosto che la tua persona.

Usare questo cerchio può portarti a un Luogo di incontro e a una chiarezza che supporta il tuo cammino verso il tuo obiettivo spirituale.

POTENZA E FUOCO

La parola 'potenza', come sai, significa potere interiore. La parola è stata usata nel lavoro craniale per 70 anni. L'esperienza sensoriale è variabile a seconda della potenza presente.

Nei bambini, se si percepisce il fuoco, si incontrerà la potenza che fornisce la trasmutazione nei bambini.

Sappiamo anche che la Respirazione Toracica e la Respirazione Primaria si sviluppano dallo stesso fulcro, e in un bambino sano condividono quel fulcro originale.

La respirazione toracica dovrebbe essere percepita come fuoco; il movimento della fisiologia è fuoco.

Sia la Respirazione Primaria che la Respirazione Toracica sono fuoco. Lavorare per questa realizzazione è inestimabile.

Dovresti trattare un adulto come un bambino.

Ama il tuo prossimo come testesso.

Quando visto da un bambino
Il tuo veggente è visto
Allora percepisci la presenza del veggente
Allora l'osservatore è trasmutato ... convertito ...
Muore in questo amore

BIODINAMICA DELL'OSTEOPATIA COLLANA

Questo volume fa parte di una collana di dodici libri dedicati alla Biodinamica dell'Osteopatia. Si raccomanda di leggere l'intera collana nell'ordine previsto, poiché ogni volume si basa sulla comprensione acquisita nei precedenti.

Si raccomanda inoltre di affidarsi a insegnanti e mentori esperti, affinché possano aiutarvi a fare esperienza della piena profondità delle informazioni qui presentate.

La collana completa comprende i seguenti volumi:

La Fase Uno riguarda il movimento involontario, presente sia nell'intero organismo sia nella lesione. Impariamo a sincronizzarci con la respirazione della Respirazione Primaria prima di intraprendere qualsiasi trattamento. Questa sincronizzazione è la chiave per lavorare con ritmi stabili senza irritare il sistema. Il principio della sincronizzazione con un aspetto sano del paziente permea l'intero programma di insegnamento. Tale sincronizzazione sposta la nostra consapevolezza a un diverso livello di ricettività, consentendoci di percepire la Respirazione Primaria anziché il campo della lesione e conducendoci, infine, a comprendere l'intenzione della Respirazione Primaria.

La Fase Due riguarda la comunicazione con le leggi naturali della guarigione che regolano l'attività a un ritmo di 2-3 cicli al minuto. Ci sincronizziamo con la respirazione della Respirazione Primaria e aggiungiamo anche la capacità di percepire il fulcro, la Quiete attraverso la quale la respirazione crea forma e funzione. Si tratta di un tipo di sincronizzazione diversa rispetto a quella della Fase Uno, che ci porta a una consapevolezza più profonda. Quando ciò avviene, il trattamento si esprime automaticamente. Il punto finale del trattamento, rispetto alla Fase Uno, rivela diverse differenze. Scopriamo che questo tipo di sincronizzazione lavora esclusivamente con il corpo fluido e che il risultato del trattamento è più completo rispetto a quando si lavora solo con i tessuti.

La Fase Tre è incentrata sulle attività della Marea Lunga (ciclo di 100 secondi). Esploriamo una forza terapeutica intrinseca già presente nel campo della lesione. Impariamo che il sistema durale non è composto da tre falci, ma da una serie di pieghe all'interno di un sacco, che si sviluppano durante la crescita e lo sviluppo. Scopriamo la relazione tra i sacchi durali superiore e inferiore, rendendoci conto dell'indipendenza di due tentori del cervelletto separati. Realizziamo che la zona D, l'orizzonte e il Filo (lungo il quale la Marea Lunga si muove nel suo corso terapeutico previsto) sono tutti collegati come leggi naturali appartenenti a questo livello della Respirazione Primaria.

La Fase Quattro si concentra sulla Linea Mediana, un luogo in cui le relazioni spaziali si esprimono nella loro totalità. Essa ci sincronizza e ci centra, rendendoci consapevoli della Zona D e della Quiete Dinamica. La Quiete del Terzo Livello, nella Fase Quattro, è diversa dalla Quiete delle altre Fasi: siamo centrati dalla Quiete che si trova al centro della creazione. La nostra intenzione viene sostituita dall'intenzione della Marea, che può favorire il nostro percorso spirituale.

Nella Fase Cinque, ci concentriamo sul viso. Avvicinandoci al viso, utilizziamo tutti i principi che abbiamo appreso nelle Fasi Uno, Due, Tre e Quattro. Lavoriamo con lo spostamento automatico e notiamo differenze rispetto ai vecchi modelli di osteopatia nel Campo Craniale. Sincronizzandoci con la presenza terapeutica della Marea

Lunga, esploriamo ciò che possiamo apprendere dal viso attraverso questa prospettiva. Lavoriamo anche con le Suture, la Quiete Dinamica e l'Ignizione.

La Fase Sei è la continuazione del nostro viaggio nella Totalità che genera la vita e trasmette forze terapeutiche in grado di trasmutare le lesioni una volta che il Neutro è espresso. È un insieme di attività incentrate sulla presenza esterna della Respirazione Primaria, intesa come forza non biologica dotata di una propria personalità. Continueremo inoltre a esplorare le suture e passeremo poi alle estremità, prima in termini embriologici e poi secondo l'insegnamento di Sutherland nella sua opera PowerPoints. La Fase Sei è il momento per costruire la tua comprensione della Marea e affinare le tue capacità.

La Fase Sette mette in evidenza la Salute. Il famoso commento del Dr. Still, "Trova la Salute; chiunque può trovare la malattia", ha tormentato molte menti nel corso dell'ultimo secolo.

Arriviamo a una visione chiara di diversi aspetti interiori della Salute: l'Amore ... la luce liquida ... e una matrice di diamante. Viene trattato un approccio per il paziente terminale e morente. Nella sensazione somatica della Marea che attraversa la Casa sotto il Mare, la nostra consapevolezza viene trasmutata dalla Salute. La lesione è vista come un atto precognitivo della Salute. La Respirazione Toracica, la Respirazione Primaria e l'Ignizione sono una cosa sola. Il paesaggio è vasto ... e i principi della guarigione sono ancora più sostanziali di quanto li avessimo sperimentati prima.

La Fase Otto è un'esplorazione più profonda delle Suture, dello Scambio Ritmico Bilanciato e della Fiamma dell'Intenzione come modalità terapeutica. La Fase Otto rappresenta il culmine della nostra consapevolezza della Totalità e ci conduce, infine, alla Presenza Divina, all'Amore Incondizionato e all'Unità. La Marea vivente domina la consapevolezza, mentre le forme si ritirano sullo sfondo. Il Respiro della Creazione viene percepito dentro di noi come il Centro della Totalità. Si percepisce il proprio dispiegarsi mentre si viene creati. La nostra coscienza è un dono; non ci appartiene e, se cerchiamo di controllarla, perdiamo la Totalità.

La Fase Nove è il momento in cui siamo in grado di valutare e trattare pienamente il Sistema Nervoso Centrale e l'Occhio. Affrontiamo inoltre il Fuoco e la modalità terapeutica dello Shakedown. La vera azione nasce dall'Amore e rende possibile la nostra percezione. Questo Amore è un annullamento di sé e, per sua stessa natura, ci permette di Servire come parte del Perfetto. La percezione può essere impiegata per Servire qualcosa di più grande di noi. Abbiamo cercato di entrare in quel punto di equilibrio tra il Perfetto e la Malattia... un punto in cui il tutto è sostenuto dall'Amore, mentre quest'ultimo opera per incarnare il Completo. In questo punto di equilibrio dell'universo risiede l'Intenzione della Marea, che segue il movimento della distorsione per ricondurla a una relazione Vera con il Progetto della Vita.

Pediatria Uno esplora il modo in cui i bambini crescono come un tutto e non per compartimenti, come talvolta si tende a credere. I bambini vivono nella Direzione della Facilità del movimento presente nei loro campi metabolici fluidi; in caso contrario, si sentono a disagio e necessitano di assistenza. Il tuo trattamento sostiene realmente l'Interezza, oppure presume semplicemente di farlo? Comprendiamo che i bambini non sono adulti e non possono essere trattati come tali. Affrontiamo la modalità terapeutica del Luogo d'Incontro, i periodi prenatale e postnatale, il trattamento del bacino durante la gravidanza, le malposizioni fetali e il parto.

Pediatria Due approfondisce la consapevolezza percettiva necessaria per avvicinarsi al trattamento dei bambini. Approfondiamo la nostra comprensione della Totalità, dei tre livelli di Quiete e del

Luogo d'Incontro. Affrontiamo il concetto di Neutro del Deserto, nel quale l'azione terapeutica passa nella sostanza neutra e si rivela come un mistero: il Respiro dell'Amore Divino si riversa come forza terapeutica su un paesaggio desertico notturno, colmandolo e senza lasciare alcun effetto visibile. Approfondiamo ulteriormente il trattamento del bacino e dell'utero durante la gravidanza. Esploriamo la Respirazione Toracica, la Respirazione Primaria nei bambini e il Cerchio Familiare.

Pediatria Tre prosegue lo studio del Flusso terapeutico dell'Attenzione. Approfondiamo la Quiete del Terzo Livello e il Luogo d'Incontro. Il Luogo d'Incontro è facilmente frainteso... il nostro osservatore deve essere così immobile e neutrale da poter osservare il processo mentre si svolge. Il Sistema Nervoso Centrale del bambino può finalmente essere affrontato ai fini della valutazione e del trattamento. Esploriamo la dentizione e la cosiddetta "testa bloccata". Utilizziamo la modalità terapeutica della Fiamma dell'Intenzione e la sua connessione con il Respiro della Vita. Tutto è trasparente al Respiro della Vita.

L'AUTORE

James Jealous, D.O. (1943–2021) è stato un medico osteopata, insegnante e autore. L'opera della sua vita è stata la fondazione e lo sviluppo della **Biodinamica dell'Osteopatia**, una metodologia originale da lui elaborata nell'ambito dell'osteopatia, in continuità con l'eredità del Dr. A.T. Still e del Dr. W.G. Sutherland.

Nato a Saco, nel Maine, crebbe a stretto contatto con l'osteopatia, poiché suo padre era un medico osteopata. Studiò presso il Kirksville College of Osteopathic Medicine nel Missouri (oggi A.T. Still University of Health Sciences), dove conseguì la laurea nel 1970. Successivamente aprì il proprio studio nel Maine rurale, esercitando come medico osteopata di assistenza primaria.

Con il passare degli anni, il Dr. Jealous riconobbe profondi parallelismi tra il lavoro dell'embriologo Dr. Erich Blechschmidt e quello del medico osteopata Dr. William Garner Sutherland. Da questa intuizione nacque il suo personale corpus di insegnamenti. All'inizio degli anni Novanta iniziò a tenere il corso "A Biodynamic View of Osteopathy in the Cranial Field", che, con il progressivo sviluppo della sua specifica metodologia, assunse il nome di "Biodynamics of Osteopathy".

Persona profondamente spirituale, si sentiva pienamente a casa nella natura ed era un appassionato pescatore ed escursionista.

Per ulteriori informazioni, visitare:
https://BiodynamicsOfOsteopathy.com

Vi è un vento che attraversa ogni cosa...
è il movimento della creazione,
il movimento eterno dell'Amore Divino.

www.ingramcontent.com/pod-product-compliance
Lightning Source LLC
LaVergne TN
LVHW070441061126
851858LV00010B/144
* 9 7 9 8 2 5 6 1 9 2 4 6 4 *